臨床歯科栄養学

－歯科に求められる栄養の基礎知識－

監修

花田信弘・萩原芳幸・北川　昇

一般財団法人　口腔保健協会

序　文

― 低栄養は歯科疾患の原因であり，結果である ―

　200万年続いた旧石器時代の狩猟生活に適応してきた人類が，加工した農畜産物を中心とする現代食に未だ適応できていないことが，生活習慣病の背景にあるとハーバード大学の人類学者リーバーマン教授が指摘しています．食事が変わると口腔細菌叢の構成も変化します．その結果，現代の食生活を続けるとまず歯科疾患に罹患します．歯科疾患の次に，高血圧症と糖尿病を発症し，さらにがん，脳血管疾患，心疾患など死因となる疾患が続発します．生活習慣病に対してこれまでは，死因となる疾患の治療技術の高度化に重点が置かれていました．しかし，生活習慣病発症の根本原因は食生活ですから，食事のリスクを除かなければ疾病のカスケードは生涯続いていきます．う蝕と歯周病から始まり次第に重症化していく生活習慣病のカスケードを，歯科疾患の段階でしっかり止めることが大切です．そのためには，歯科医院において歯科医療の専門家がう蝕・歯周病を治療し，歯磨き指導をするだけではなく，歯科疾患と生活習慣病の共通リスク因子である食事に対して栄養の専門家が早期介入し，歯科患者の食事を根本的に変えなければなりません．

　国際保健では，途上国の低栄養を摂取カロリー（熱量）の不足（マラスムス）とタンパク質の不足（クワシオコール）に分けています．先進国の低栄養は，体重の減少を伴わないクワシオコール型のタンパク質低栄養で血清アルブミン値が低い状態（3.5 g/dL 以下）です．歯周病の発症ではタンパク質低栄養がベースにあり不飽和脂肪酸（n-3脂肪酸）の欠乏，食物繊維の欠乏，特定のミネラルやビタミンの欠乏が加わります．う蝕の発症では炭水化物（糖類）の過剰がリスク因子になります．厚生労働省が発表している日本人の食事摂取基準では三大栄養素のエネルギーバランスは，炭水化物50～65％，タンパク質13～20％，脂質20～30％にしています．糖類の過剰摂取でう蝕を発症する歯科患者は，エネルギーバランスにおいて炭水化物の過剰が予想されます．つまり，歯科疾患を発症させる患者は三大栄養素および五大栄養素の摂取バランスが崩れて低栄養状態になっている可能性が高いのです．

　一方，う蝕と歯周病により歯を喪失すると，食材をなんでも噛んで食べることができなくなり，食事内容が変わってしまいます．そのためタンパク質低栄養になることも報告されています．歯の喪失に対しては，歯科治療で速やかに咀嚼力を回復させ，タンパク質低栄養を防止する必要があります．このように低栄養は歯科疾患の原因ですが，歯科疾患の結果でもあるのです．

　歯・口腔と栄養の関連について科学的エビデンスが集積されため，近年の歯科医師国家試験では栄養学に関する試験問題が多数出題されるようになってきました．ところが，歯学部学生教育に適した栄養学の教科書がありません．このような現状を憂慮した萩原芳幸先生と北川　昇先生が臨床の立場から問題提起をして，私とともにまとめたのが本書です．本書の出版を契機として「歯科栄養学」という学問分野が急速に発展し，臨床予防医学の一角を占める時代が来ることを願っています．

2018年9月

監修・著　　花田　信弘

編集にあたって

　現在，書店を訪れると「食と健康」あるいは「栄養と健康」に関する専門コーナーが必ず設けられています．この背景には食を通して「アンチエイジング」や「健康寿命の延伸」を意識する人の増加があります．厚生労働省の基本政策においても『栄養・食生活は生命を維持し，子ども達が健やかに成長し，また人々が健康で幸福な生活を送るために欠くことのできない営みである．身体的な健康という点からは，栄養状態を適正に保つために必要な栄養素等を摂取することが求められ，その一方で食生活は社会的，文化的な営みであり，人々の生活の質（QOL）との関わりも深い』と定義されています．

　食や栄養を通して健康を追求するためには，あくまでも口から食事を摂取することが基本です．事実，単に健康食品やサプリメントに依存することは否定され，正しい食事のとり方と栄養バランスが強調されています．この大きな流れの中で，口腔の健康をつかさどる歯科医療が，どこまで・どのように貢献できるのかが問われています．

　一方，超高齢社会を迎えた日本では老年歯科医学分野への関心が高まり，様々な研究や臨床への取り組みが行われています．特に，最近では『口腔機能の回復』と『適切な栄養摂取』が，患者の健康寿命延伸と生活の質を支える医療として重要視されています．このような歯科医療の変革は歯学教育にも大きな影響を与え，歯科医師国家試験出題基準の改定に伴い，

1. 高齢化による疾病構造の変化に伴う歯科診療の変化，
2. 地域包括ケアシステムの推進や多職種連携等，
3. 口腔機能の維持向上や摂食機能障害への歯科診療，

等に関連した出題数の増加が見込まれます．これらはまさに『栄養学』とのかかわりが深く，歯科卒前教育における基礎栄養学修得と臨床現場における口腔機能と食・栄養の有機的実践が求められる時代に突入したことを意味します．

　しかし，歯科臨床と栄養学を包括的に解説した書籍（教科書や参考書）は少ないのが現状です．そこで今回，歯科医師，歯学部学生，歯科衛生学生，栄養士を始めこの分野を学びたい多職種の方々を対象に『臨床歯科栄養学』を編集いたしました．そのために，本書では食育から高齢者の栄養管理，地域包括ケアや各種保健指導に至るまで，一般歯科臨床で必要な栄養学の基礎と実践に関して幅広く盛り込みました．

　本書が歯科学生から臨床従事者に至るまで幅広く有効に活用され，歯科医療を通して国民の健康長寿に貢献する一助となることを願ってやみません．

2018年9月

監修・著　萩原　芳幸

目次

第1章 歯科における食育と健康 ... 2

1 歯科が栄養に関与しなければいけない理由 ... 2
1. はじめに：「歯科と栄養」が古くて新しい課題である理由／2
2. 歯科が栄養に関与しなければならない4つの理由／2
3. ［理由①］歯科疾患は食品・栄養素摂取に影響する／2
4. ［理由②］歯科の二大疾患のうち，う蝕は食事・栄養の影響を強く受ける／8
5. ［理由③］食育の面から…速食いと肥満／9
6. ［理由④］歯科診療所・歯科関係者は「栄養」に近い位置にいる／10
7. おわりに：栄養に関する年代別管理と歯科の立ち位置／11

2 歯科疾患（う蝕，歯周病，咀嚼機能低下）と生活習慣病 ... 13
1. 不健康な食事と歯科疾患リスクとの関連／13　　2. 歯の喪失と栄養摂取との関連／15
3. 栄養摂取と非感染性疾患（Non Communicable Disease＝NCDs）との関連／15
4. まとめ／16

3 WHOが提唱する砂糖コントロール ... 18
1. WHO（世界保健機関）の国際口腔保健戦略／18
2. 高まる生活習慣病（NCDs）のリスク／18　　3. 口腔保健と生活習慣病（NCDs）／19
4. WHO STEPwise approach to Surveillance／19
5. フリーシュガー（遊離糖類）／20　　6. 栄養教育の必要性／21
7. 歯科における栄養指導／21　　8. 砂糖摂取の量と頻度／22
9. フリーシュガーの摂取量を減らす／23　　10. まとめ／24

4 国家試験出題基準からみた知っておきたいやさしい栄養学の基礎 ... 27
- 4-1　五大栄養素とその働き ... 27
- 4-2　食品成分表（日本食品標準成分表） ... 28
- 4-3　食品群 ... 29
- 4-4　食生活と健康との関連 ... 29
- 4-5　国民健康・栄養調査 ... 30
- 4-6　食育と食育基本法 ... 31
- 4-7　食生活指針・食事バランスガイド ... 31
- 4-8　日本人の食事摂取基準 ... 32
- 4-9　低栄養 ... 33
- 4-10　全身の健康との関連 ... 33
- 4-11　歯の成長・発育との関連 ... 34
- 4-12　歯科疾患との関連 ... 34
- 4-13　食生活 ... 35
- 4-14　食事記録・食事内容 ... 35
- 4-15　咀嚼の仕方，回数 ... 35

5 咀嚼機能評価・口腔機能評価・食形態 ……… 36

5-1 咀嚼/口腔機能評価 ……… 36
1. はじめに／36　2. 咀嚼とは／36　3. 咀嚼能力に関する用語／36
4. 咀嚼能力検査法（嚥下機能を除く）／36　5. 健康保険で可能な検査法／37
6. 咀嚼機能低下症の検査／38

5-2 食形態 ……… 42
1. はじめに／42
2. 食べ方（食事の仕方）の違いが咀嚼行動に与える影響／42
3. 食物の性状や形状が咀嚼行動に与える影響／44
4. まとめにかえて／46

6 栄養サポートチーム ……… 47
1. はじめに／47　2. NSTとは／47　3. 栄養と免疫能／47
4. NSTにおける歯科の役割／48　5. NSTで歯科医療職が知っておくべき事項／48
6. 経口摂取を目指して歯科ができること／51　7. NSTで歯科がすべきこと／52
8. 専門職による口腔の評価／52　9. 非専門職による口腔の評価／52
10. 保湿の方程式／52　11. 誤嚥を疑う症例の評価／53
12. 義歯を積極的に活用／54　13. 義歯を応用した装置／54　14. おわりに／54

7 特定保健用食品 ……… 55
1. 食品の機能性表示制度／55　2. 特別用途食品／56　3. 保健機能食品／56

8 共生細菌の栄養学 ……… 63

8-1 腸内細菌 ……… 63
1. 腸内フローラの基本構造／63　2. 腸内フローラと代謝・栄養／64
3. 腸内フローラと疾患／65
4. プロバイオティクス，プレバイオティクスおよびシンバイオティクス／66

8-2 口腔細菌 ……… 70
1. 口腔の常在細菌叢（口腔のマイクロバイオーム）の成立／70
2. 口腔のコア細菌種（コア・マイクロバイオーム）に影響を与えるもの／72
3. 糖を資化する細菌とペプチドを資化する細菌／73
4. 腸内細菌の栄養学との違い／73

9 予防歯科の新しい考え方　生活習慣病（NCDs）を予防するための歯科外来 ……… 75
1. はじめに／75　2. 歯科疾患とNCDsとの関係／75　3. う蝕とNCDs／75
4. 歯周炎とNCDs／76　5. 咀嚼機能回復と保健指導の抗加齢・健康増進効果／77
6. 歯科からはじめる健康づくりと医療連携／80

第2章　保健指導を学ぶ ……… 83

1 食育をキーワードにした，子育て支援活動 ……… 84
1. 食育基本法／84　2. 食を通じた子どもの健全育成／84
3. 子どもの発育・発達過程と到達目安／84
4. 子育て支援のポイントは咀嚼と味覚／88　5. まとめ／93

2 歯科が関与する Non-Communicable Diseases（NCD）の保健指導 （食事・栄養指導を中心に） ·· 94
1. はじめに／94　2. NCDs 予防のための保健指導／94
3. 食事・栄養指導の基本事項／97　4. 歯科の特性を生かした患者指導／100
5. まとめ／107

3 高齢者をキーワードにした栄養指導 ·· 109
1. ターゲットは低栄養，フレイル，認知症／109
2. 高齢者のエネルギー代謝，タンパク質代謝／110
3. 高齢者の肥満と低栄養／110　4. サルコペニア，フレイルと栄養／112
5. 認知症と栄養／115　6. 高齢者の栄養摂取状況／116
7. 歯の数，咀嚼機能と栄養摂取／117
8. 高齢者の心身の状況や生活環境と食事指導／118　9. まとめ／118

第3章　医科歯科連携　121

1 訪問診療による栄養指導 ··· 122
1. はじめに／122　2. 診療の場の考慮／122
3. 訪問診療における栄養指導における留意事項／122
4. 介護施設への訪問診療における栄養指導／123
5. 栄養指導における食事場面の観察／123

2 摂食嚥下障害と栄養 ··· 127
1. 摂食嚥下障害と栄養／127　2. 栄養アセスメント／129

索引 ··· 135

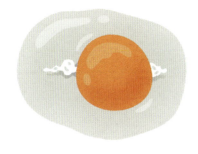

第1章

歯科における
食育と健康

第1章　歯科における食育と健康

歯科が栄養に関与しなければいけない理由

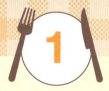

1 はじめに：「歯科と栄養」が古くて新しい課題である理由

　口腔と栄養の関連については,「歯が悪くなる→噛めなくなる→食品選択の幅が狭まる→栄養バランスが崩れる」といったように概念的にわかりやすいことから,古くから指摘されていた．しかしながら,学術論文で有効性が示されるようになったのは2000年前後からであり,その意味では新しい歯科の課題といえる．このように歯科と栄養が古くて新しい課題である理由として,以下の3点が考えられる．
　①調理の影響：調理を施すことにより食品が咀嚼に与える負荷を軽減することができるので,これが歯科と栄養の関連をみえにくくしていた[1,2]．
　②調査の方法論の問題：歯科の側からみると,栄養の調査は歯科に比べると調査に要する諸々のコストが大きく,歯科関係者が関わる機会が少なかった．一方,栄養の側からみると,歯科の調査は口腔診査を伴う場合が多く,歯科の測定指標を利用できない場合が多かった．つまり,歯科と栄養はともに調査に関わる機会が少なく,お互いに利用できる指標も乏しい環境下にあり,学際的な研究として進展しなかったという歴史的経過があったといえる．
　③教育の問題：わが国では医学部に栄養学科が設置されている大学は少なく,歯学部もその影響を強く受けてきたので,歯科学生が栄養学を学ぶ機会に乏しかった．栄養教育においても同様に歯科学を学ぶ機会に乏しかったといえる．
　これらのうち,②の問題については,近年,質問紙による歯・口腔に関する測定の方法論が開発され,栄養を含む大規模疫学調査に用いられるようになり,様々な関係者がデータを利用しやすくなってきたといえる．

2 歯科が栄養に関与しなければならない4つの理由

　本項は本書「臨床歯科栄養学」の冒頭の項でもあり,全体を俯瞰する意味で「歯科が栄養に関与しなければいけない理由」について整理を試みた．
　図1は歯科の二大疾患であるう蝕と歯周病のリスク要因と,その進行がもたらす健康面での悪影響を図示したものである[3,4]．
　このうち,図中の①は「歯科疾患が食品・栄養素摂取に影響する部分」であり,図中の②は「食品・栄養素摂取が歯科疾患に影響する部分」である．このことから,歯科と栄養は,糖尿病と歯周病の関係のように「双方向」に影響し合う関係にあるといえる．よって,この①と②は歯科が栄養に関与しなければならない第1・第2の理由としてあげられる．
　また,歯科は食べる器官である口腔を扱うことから食育との関連も強く,歯科保健の立場から食育を推進していくことの必要性を示す意味で「噛ミング30（カミングサンマル）」（図2）という概念が提唱された[5]．食行動は栄養に強く影響する要素であり,歯科と栄養との関連を考えるうえで重要であるとともに歯科からの発信が必要かつ社会から期待されていることから,これを3番目の理由とする．
　最後に歯科が栄養に関与しなければならない4番目の理由として,歯科関係者は歯・口腔という栄養摂取の入り口となる器官を日常的に扱うことから,栄養に近い所に位置し,栄養の専門家とは異なる視点で栄養をみることができる点をあげられる．
　以下,各理由について述べる．

3 【理由1】：歯科疾患は食品・栄養素摂取に影響する

　歯科保健医療の主たる目的の1つは咀嚼の維持・回復にあるが,そのすぐ先にあるのが食品・栄養素

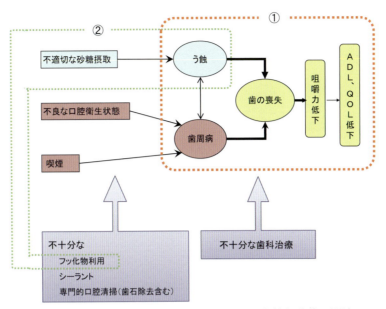

図1 歯科二大疾患とそのリスクからみた歯科と栄養の関連
①歯科疾患（う蝕・歯周病とそれによる歯の喪失）が食品・栄養素摂取に影響する部分
②食品・栄養素摂取が歯科疾患に影響する部分

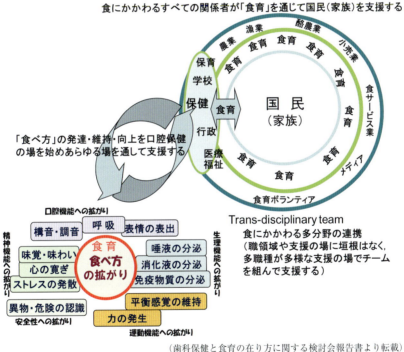

（歯科保健と食育の在り方に関する検討会報告書より転載）
図2 噛ミング30（カミングサンマル）

摂取である（図1-①）．このプロセスは「う蝕・歯周病の進行→歯の喪失→咀嚼機能の低下→食品摂取パターンの変化→栄養バランスの悪化」と段階的に整理することができる．以下，このプロセスについて述べる．

1）歯が喪失 → 噛めない について

歯の喪失は，歯科の二大疾患であるう蝕と歯周病の最終転帰であり，歯の喪失が咀嚼機能の低下をまねくことは多くの疫学研究により実証されている[6]．この関係は政府統計においても示されている．

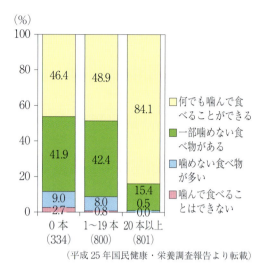

（平成25年国民健康・栄養調査報告より転載）

図3 歯の本数別，噛んで食べるときの状況の割合（70歳以上，男女計）

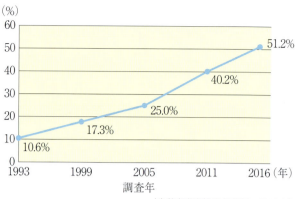

（歯科疾患実態調査1993〜2016年）

図4 20歯以上保有者の割合の推移（75〜84歳）

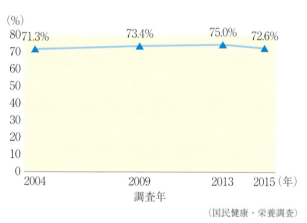

（国民健康・栄養調査）

図5 「咀嚼良好者」の割合の推移（60歳代）

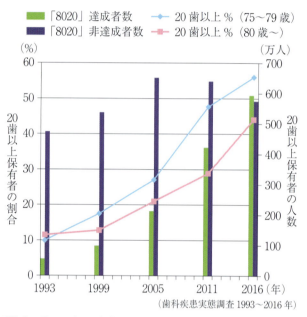

（歯科疾患実態調査1993〜2016年）

図6 「8020」の達成・非達成者の割合と推定人数の推移（歯調，人口推計）

図3は平成25年国民健康・栄養調査で示されたもので，自分の歯を20歯以上を有する群は，歯の数が少ない群に比べて咀嚼に関する問題が少ないことがわかる．

20歯以上を有する人の割合は近年，増加傾向が顕著で，長年掲げてきた「8020（ハチマル ニイマル：80歳で20歯以上を保つ）」の達成者が約半数というレベルまで改善されている（図4）．

咀嚼の評価方法には，ガムやグミゼリーといったテスト用食品を用いて測定する客観的な評価方法と質問紙調査で自身の認識により評価する主観的な評価方法があるが[6]，国民健康・栄養調査では後者の主観的評価方法により調査されている．この評価方法による「60歳代における咀嚼良好者の割合」（図5）は現在，「健康日本21（第二次）」において，前述した「20歯以上を有する割合」等と並んで国の目標値となっている．この指標は，歯の本数等の形態的な指標とは異なり機能的な指標であることと，歯科以外の分野の関係者からみて近接性が高い点が特徴である．

このように近年，国民の口腔状態が改善傾向にあり，一昔前のように「高齢者になると歯が少なくなるのが普通」という状況は大きく変わりつつある．しかしながら，「人口の高齢化」に着目すると，「歯が少ない高齢者」の数は多い状況にあり，健全な咀嚼機能を営めない高齢者の人数が大きく減少したわけではないことに留意する必要がある．図6は後期高齢者を「80歳」とみなして「8020」の達成・非達

成者の割合と推計人数を示したものであるが，推定人数でみると割合の推移でみたように事態が改善しているとは言い難いことがわかる．

2）歯が喪失→噛めない → 食品摂取パターン変化→栄養バランスの崩れ について

(1) 文献レビューの結果から

このシナリオは，いわゆる口腔と全身の健康との関連の主要な経路のひとつといえるもので，古くから提唱され，研究の数も多い[7]．これらのうち1966～2001年に出された文献についてはRitchieら(2002)[8]による文献レビューにより，歯の喪失は食品の選択と摂取に影響を与える反面，補綴治療が栄養に及ぼす影響は小さいことなどを報告した．われわれ[9]は，これを受け，2001～2014年の文献レビューを行い，以下の内容をまとめた．

・歯の喪失は野菜・果物類を中心とした食品摂取，抗酸化作用を有するビタミン類を中心とした栄養素摂取の減少と関連する．
・歯の喪失は肥満あるいはやせと関連する．この関連は年齢，性別，人種等の影響を受ける．特に高齢者においては総摂取エネルギー量の減少，低栄養と関連する．
・無歯顎で総義歯補綴者は有歯顎者と比較して栄養摂取状況が劣るが，定期的にメインテナンスを受けた適合の良い義歯においてはそうした関連を認めない．
・自己評価に基づく口腔の痛みは低栄養と関連する．
・歯科補綴治療単体を行ったことによる栄養摂取状況の改善効果はほとんどない．行動変容を伴う健康的な食事摂取，栄養状態の改善には栄養指導が必要である．
・歯・口腔の健康と栄養の関連をみた観察調査研究は横断研究が主であり，因果関係を評価することが難しい．コホート研究等さらに信頼度の高い研究によりエビデンスを蓄積し，両者の関連をより明らかにすることが今後重要である．
・介入研究においては栄養士を始めとする異業種との連携による栄養改善効果を評価する研究のさらなる進展が望まれる．

(2) 平成16年国民健康・栄養調査の結果から

以上のレビュー結果の冒頭に示した「歯の喪失は野菜・果物類を……」について，平成16年国民健康・栄養調査の結果について解説する[10]．国民健康・栄養調査[11]は国の健康施策の柱である「健康日本21」の目標達成状況を測るうえで重要な調査であり，歯科保健に関する調査も適宜実施され，平成16年がその初回にあたる．図7は，同調査の報告書中にある統計表107～108[12,13]から，表計算ソフトを用いて各栄養素の摂取量について歯を20歯以上有す

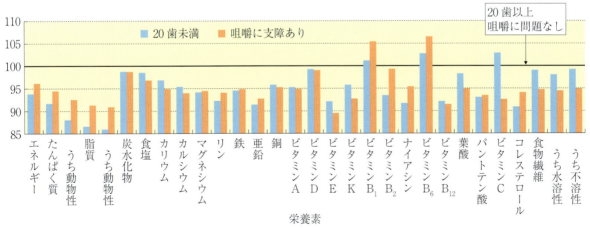

(厚生労働省：平成16年国民健康・栄養調査報告，第4部生活習慣調査の結果．統計表107～108. http://www.mhlw.go.jp/bunya/kenkou/eiyou06/pdf/01-04.pdf（accessed 2017.10.30））

図7 歯の数および咀嚼状況と各種栄養摂取量の関連（40歳以上）

【注1】国民健康・栄養調査で平成16年調査以降，歯科に関する調査が度々行われているが[13]，歯の本数や咀嚼状況と栄養素・食品摂取状況との関連をみた統計表が掲載された調査年は平成16年調査のみである．
【注2】いくつかのビタミンでは本図について本文中で集約された内容とは逆の傾向を示しているが，これらのビタミン類はデータのばらつき（標準偏差）が非常に大きく，統計的に意味のある差ではない．

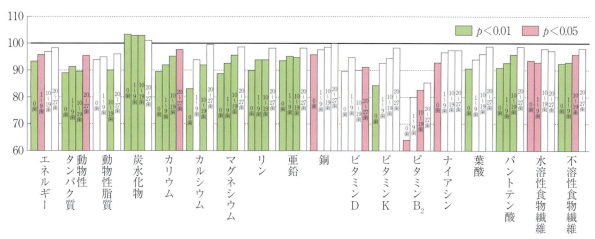

図8 歯数別にみた各種栄養素*¹の摂取量*²—現在歯が少ないと栄養摂取バランスが悪い

*¹: 有意であった栄養素だけ表示.
*²: グラフ縦軸は，各種要因（義歯の使用，性，年齢，喫煙，職業分類，エネルギー摂取量，補助・強化食品摂取の有無）を調整して算出した平均値について"28歯以上"群の値を100として算出. （平成16年国民健康・栄養調査の個票データを用いた分析結果）

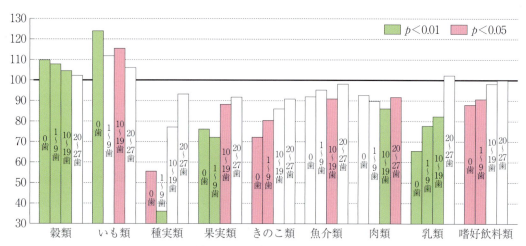

図9 歯数別にみた各種食品群*¹の摂取量*²—現在歯が少ないと食品摂取バランスが悪い

*¹: 有意であった栄養素だけ表示.
*²: グラフ縦軸は，各種要因（義歯の使用，性，年齢，喫煙，職業分類，エネルギー摂取量）を調整して算出した平均値について"28歯以上"群の値を100として算出. （平成16年国民健康・栄養調査の個票データを用いた分析結果）

る群を100として20歯未満の群の値（相対値）と比較したものである．また咀嚼の状況についても「何でもかんで食べることができる」と回答した群を100として，それ以外の群（咀嚼に支障あり）の値（相対値）と比較したものである．この図から，歯が少なく，咀嚼に支障があると栄養摂取にも支障が生じていることがわかる．

しかしながら，図7は単純なクロス集計結果であり，栄養摂取に関する様々な交絡因子が排除されていない可能性がある．

交絡因子を取り除くには個票データを用いた分析を行う必要があり，以下，所定の申請手続きを経て利用した個票データによる主な分析結果を示す（図8〜11）．

図8は，各種栄養素の交絡要因を調整して5区分（0/1〜9/10〜19/20〜27/28〜歯）して歯数別に算出し（28歯以上を100として基準化），有意差が認められた栄養素のみを図示したもので，ミネラル・ビタミン類と食物繊維に関して現在歯数が少ないほど摂取量が少ない反面，炭水化物では現在歯数が少ない群ほど摂取量が多い傾向が認められた．図9は各食品群の摂取量について，図8と同様の方法によって算出したもので，歯数の少ない群では種実・果実・きのこ類の摂取量が少ない反面，穀・いも類の摂取量は多いことが示された．

以上の所見は，歯数が少なくなると硬い食品をか

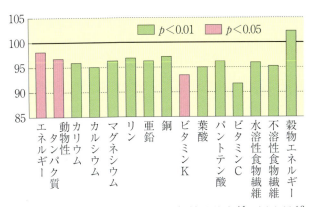

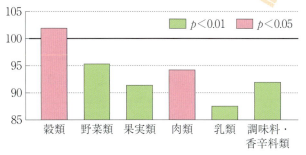

図10 咀嚼に支障がある群の各種栄養素*1の摂取量*2
　　　　—咀嚼に問題があると栄養バランスが悪い

*1：有意であった栄養素だけ表示．
*2：グラフ縦軸は，各種要因（義歯の使用，性，年齢，喫煙，職業分類，エネルギー摂取量，補助・強化食品摂取の有無）を調整して算出した平均値について"28歯以上"群の値を100として算出．
（平成16年国民健康・栄養調査の個票データを用いた分析結果）

図11 咀嚼に支障がある群の各種食品群*1の摂取量*2
　　　　—咀嚼に問題があると食品摂取バランスが悪い

*1：有意であった栄養素だけ表示．
*2：グラフ縦軸は，各種要因（義歯の使用，性，年齢，喫煙，職業分類，エネルギー摂取量）を調整して算出した平均値について"28歯以上"群の値を100として算出．（平成16年国民健康・栄養調査の個票データを用いた分析結果）

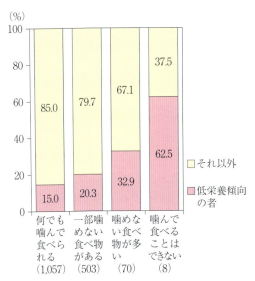

（平成25年国民健康・栄養調査報告より転載）

図12 噛んで食べるときの状況の割合（70歳以上，男女計）

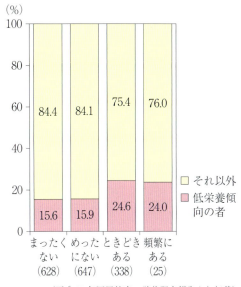

（平成25年国民健康・栄養調査報告より転載）

図13 嚥下の状況別，低栄養傾向の者の割合（70歳以上，男女計）

めなくなり，これらの食品を避け，比較的噛みやすい炭水化物が豊富な食品の摂取が多くなるためと考えられる．

図10は，前述した咀嚼良好者ではない人（咀嚼に関する質問で「何でも噛んで食べることができる」以外の回答肢を選んだ人）の各種栄養素の摂取量を図8と同様の諸要因を調整して算出したものであり，咀嚼に問題がある群ではミネラル・ビタミン類と食物繊維の摂取量が少なく，穀類エネルギーの摂取量が有意に多かった．一方，食品群の摂取量（図11）については，咀嚼に問題のある群では野菜・果実・乳類等の摂取が少なく，逆に穀類が多かった．

以上示してきたように，現在歯数および咀嚼状況と食品・栄養摂取は独立した強い関連を持つことが，諸要因を調整した個票データ分析により明らかになった．関連があることが示された食品群・栄養素の多くは，咀嚼能力の低下に起因すると説明できるが，乳類については因果が逆，すなわち乳類の摂取が歯の喪失を防ぐ方向に作用している可能性も考えられる．

(3) 低栄養について

国民健康・栄養調査では低栄養と咀嚼の関連についても分析が行われている．平成25年国民健康・栄

養調査では，咀嚼に支障がある人は低栄養傾向（BMIが20未満）にあることが報告されている（図12）[14]．また同調査では，低栄養傾向は嚥下に問題があると自己評価した人に多いこと（図13），また歯の喪失が進んだ人には嚥下に問題ありと自己評価した人が多いこと（図14）も報告されている[14]．

3）歯科介入を行う場合は栄養関係者との協働が必須

歯科の介入には治療として介入する場合と口腔ケアとして介入する場合がある．治療として介入する場合についてRitchieら（2002）[8]および我々（2015）[9]が行った文献レビューでは，歯科治療（義歯作製）単独による栄養面での改善効果は乏しいとされている．一方，歯科治療に加えて栄養面での指導を加えた場合には有効性が報告されており[15,16]，栄養専門家との協働が必要[17]であることが示されている．

虚弱高齢者では自力で歯科医院を受診できない人が多いので，治療に加えて口腔ケアも行われる場合が多い．このような人たちは様々なサポートを受けている場合が多く，栄養面のサポートは，そのなかでも重要なものの一つであり，様々な方法が展開されている[18]．近年，介護保険において制度面での整備が図られているなかで，歯科関係者と栄養関係者の協働がより円滑に進むよう，ガイドラインの作成準備も進められている[19]．

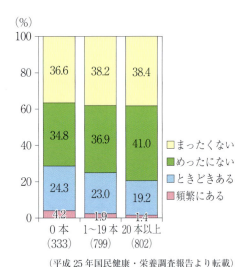

（平成25年国民健康・栄養調査報告より転載）
図14 歯の本数別，嚥下の状況の割合（70歳以上，男女計）

4 【理由2】：歯科の二大疾患のうち，う蝕は食事・栄養の影響を強く受ける

1）う蝕と食事の関連

図1の②に示したように歯科の二大疾患のうち，う蝕は食事・栄養の影響を強く受ける．**表1**はWHOが2003年に刊行したテクニカルレポート[20]に記されているう蝕と食事の関連における根拠の強さであり，砂糖（遊離糖）がう蝕を増加させること，フッ化物利用がう蝕を減少させること，デンプン摂取がう蝕とは関連がないことには確実な根拠があるとされている．以下，砂糖摂取とフッ化物利用につ

表1 う蝕と食事の関連における根拠の強さ（WHO 2003）

根拠	むし歯減少	関連なし	むし歯増加
確実な根拠	フッ化物利用（局所および全身）	デンプン摂取（調理および生のデンプン食品で米，ジャガイモ，パンなど．糖類を添加したケーキ，ビスケット，スナックを除く）	遊離糖質量 遊離糖質の頻度
おそらく確実な根拠	硬いチーズ 砂糖を含有しないガム	新鮮な果物	
可能性がある根拠	キシリトール 牛乳 食物繊維		低栄養
不十分な根拠	新鮮な果物		ドライフルーツ

いて解説を加える．

なお，う蝕以外の歯科疾患では，酸蝕症（dental erosion）がソフトドリンクや果汁飲料により生じやすいとされている．歯周疾患では，食事との関連は，限定的な状況（ビタミンCの欠乏により壊血病による歯肉出血が生じる）を除くと，関連は低いとされている．

2）砂糖摂取とう蝕

砂糖摂取は摂取量と摂取頻度の2つの面で，う蝕を増加させる要因である[20]．砂糖の摂取量が一定量以上の地域は，そうでない地域に比べて，う蝕の有病状況は高い．また，砂糖を含む飲食品を頻回に摂取している人たちは，う蝕に罹りやすいことは多くの疫学研究から示されている[20]．

砂糖摂取は食生活全般との関わりが大きく，う蝕だけでなく肥満のリスクファクターでもあり，WHOは2015年に，この2つの点に着目したガイドライン[21]を策定した．このガイドラインは後述する共通リスクファクターアプローチ（Common Risk Factor Approach）[22]の面からみて重要な捉え方であるが，この点については後述する．

3）フッ化物利用とう蝕

フッ化物利用は一般的に特異性の高いう蝕予防（歯質強化）対策として位置づけられているが，局所応用（歯磨剤・洗口・塗布など）だけでなく身体に服用する全身応用（水道水フロリデーション・食塩フロリデーションなど）も有用であることから，栄養素としても必須または有益と捉えられており，米国の食事摂取基準（DRI）ではう蝕予防を指標として栄養所要量（体重当たり0.05 mg）が設定されている[23]．わが国でも専門学術団体である口腔衛生学会が同様の基準を提唱している[24]．

フッ化物利用が世界的に普及する前は，世界各国のう蝕有病状況は砂糖摂取と強く関連していたが，フッ化物利用が普及した後では，その関連は以前ほど強固なものではなくなった[20]．その意味でフッ化物利用は，う蝕に対する砂糖のう蝕発症リスクを間接的に緩和する働きがあるといえる．

5　【理由3】：食育の面から…速食いと肥満

1）生活習慣病対応型の歯科保健医療の必要性

従来の歯科医院は治療が中心であったが，次第に歯科疾患の予防ケアが重視されるようになり，歯科診療の内容は変わりつつある．近年，歯科疾患がいわゆる全身的な健康状態との関連を有していることが科学的に明らかにされつつあるが，そのようななかで今後の歯科診療に求められることは，歯科疾患への対応だけにとどまらない．とくに生活習慣病対策においては，疾患とリスクとが特異的な関連を有

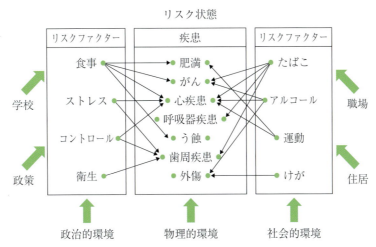

（WHO/FAO Expert Consultation：Diet, nutrition and the prevention of chronic disease, WHO Technical report series 916, World Health Organization, Geneva, 119, 2003. http://www.who.int/dietphysicalactivity/publications/trs916/en/）

図15　共通リスクファクターアプローチ（Common Risk Factor Approach）

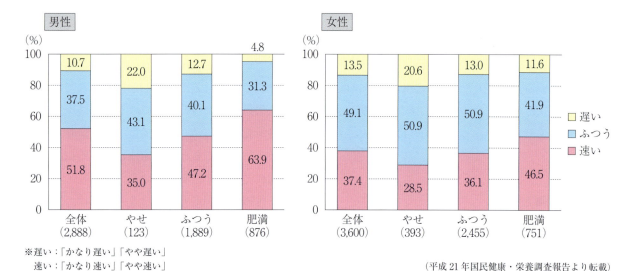

図16 体型別 食べる速さの状況（20歳以上）
（平成21年国民健康・栄養調査報告より転載）

するというより，1つのリスクが多くの生活習慣病と関わりをもつため，歯科疾患の予防や改善に向けたアドバイス（保健指導）は，歯科疾患だけでなく他の生活習慣病にも影響する．こうした考え方は共通リスクファクターアプローチ（Common Risk Factors Approach）[22]（図15）と呼ばれ，禁煙対策は，その代表例といえる．

したがって，歯科医院での保健指導は歯科疾患に限定されたものである必要はない．とくに，平成30年度より特定健診・特定保健指導に歯科的な要素が組みこまれたので，歯科関係者も発想を改め，生活習慣病対策を担っているという意識が必要である．上述した特定健診・特定保健指導や食育等については，以上のような考え方で臨む必要がある．

2）食育と歯科

現在すすめられている第三次食育推進計画[25]では「ゆっくりよく噛んで食べる国民の割合」が目標値として定められている（2015年度現状値49.2% → 2020年度目標55%以上）．「ゆっくりよく噛んで食べる」という行動は，肥満のリスクとされている速食い[26]を防ぐ効果，「よく味わう」ことによる様々な効用[27]が期待できる．このように「よく噛む」という習慣は食育の観点から好ましい食行動として位置づけられており，半自動運動[28]である「よく噛める」ことに比べて能動的な面が強い行動といえる[6]．

3）速食いと肥満

速食いが肥満と強い関わりを持つことは，2006年に行われた愛知県職員に対する横断調査[29]で初めて報告され，それ以降，続々と報告されるようになった[26]．平成21年国民健康・栄養調査[30]でも食べる速さと肥満度（BMI）との関連が報告され（図16），男女ともに肥満者（BMIが25以上）では食べる速さに関する質問に対して「速い」と回答した割合が高かった．

筆者らは，これらの観察研究による知見を実践に活かすことを意図し，「咀嚼支援マニュアル」[31]を作成した．特定保健指導の場でも活用されている[32]．本マニュアルでは，速食いの人に対して単に速食いか否かだけでなく，速食いの原因を聞き取って具体策を示して継続的実践を促すことを意図して作成した．

6 【理由4】：歯科診療所・歯科関係者は「栄養」に近い位置にいる

従来の歯科診療室では，歯科が栄養と密接な関連をもっていると謳われながらも，とくに栄養や食事に関して踏み込んだ行動をとらないのが普通の姿であった．

しかしながら近年，診療室で栄養指導を行う歯科医療機関が少しずつ増えてきているようである．個人開業医での実践例[33,34]だけでなく，組織的に対応した事例もある．島根県歯科医師会では県の低栄養

対策事業の一環として低栄養と判定された後期高齢者の歯科患者に対して県栄養士会から派遣された管理栄養士2名による指導が歯科医療機関にてモデル的に実施されている[35]．

これらは，歯科診療所・歯科関係者が「栄養」に近いところに位置していることを示した事例であるということができる．

「咀嚼の回復」は歯科にとって最重要課題というべきものであるが，その「先」にあるのは食生活/栄養である．また，砂糖がう蝕のリスクファクターであることを踏まえると，歯科患者にはこの点について問題がある人が多いので，食生活/栄養に関心を持たなければ適切な対応を行い難くなる．

また，低栄養は一般的に初期症状を捉えにくいなかで初期の徴候が口腔粘膜に現れることが多いので，歯科関係者の果たすべき役割は大きいとされている[36]．

そのように考えると，歯科診療所は，受診患者の食生活/栄養に大変近いところに位置しているといえる．栄養の専門家は，病院勤務の場合を除けば，調査票などのツールを介さないと食生活/栄養面の評価を行うことができない場合が多いように思われるが，それに比べると歯科診療所では患者さんの直接の「声」を日常的に耳にすることができる場に位置しているといえる．

7 おわりに：栄養に関する年代別管理と歯科の立ち位置

現在，わが国で行われている栄養面からみた健康対策を大まかに俯瞰すると，小児期では「食育」を通じた対策，成年期では特定健診・特定保健指導などを通じた「過栄養」対策，高齢期では介護予防事業などを通じた「低栄養」対策に大別できると思われる．このような観点から，栄養面からみた健康対策における歯科の立ち位置を考えると，小児では間食のコントロールであり，成人層で重視される「メタボ」とともに，これらの年齢層では「過栄養」対策の一環として歯科からもアプローチすることが好ましいと考えられる．この「過栄養」に対するアプローチは，高齢者で主流となる「低栄養」に対するアプローチとは真っ向から対立するので，「過栄養」対策の代表例である特定健診・特定保健指導の対象年齢（40〜74歳）と「低栄養」対策の代表例である介護予防事業（65歳以上）において年齢的に重なる前期高齢者（65〜74歳）では個別対応による「ギアチェンジ」が必要とされている[37]．

これは，歯科の立場から栄養指導等を行う際に非常に重要な視点と考えられ，他分野と連携しながら状況把握に努める必要がある．また，研究面からみて，「過栄養」対策から「低栄養」対策へのギアチェンジに関しては，まだまだ検討すべき課題は多いと思われるが，歯科が重要な役割を果たす可能性も高いと思われ，学際領域として今後の進展が期待される．

安藤雄一（国立保健医療科学院）

文　献

1) 藤村　豊：社会・経済・文化機構と歯科医療の未来，歯界展望，71：720〜724，1988．
2) 富永一道，安藤雄一：地域在住高齢者における食事づくりの実践別にみた栄養摂取と咀嚼との関連，口腔衛生会誌，63：328〜336，2013．
3) 安藤雄一：口腔保健と栄養の架け橋―口腔保健から栄養へ―，健康教育学会誌，21（1）：84〜91，2013．
4) 安藤雄一：歯科保健行動と歯科疾患，In：社会・環境と健康 改訂第5版（古野純典・辻　一郎・吉池信男編），155，南江堂，東京，2017．
5) 厚生労働省：歯科保健と食育の在り方に関する検討会報告書．http://www.mhlw.go.jp/shingi/2009/07/s0713-10.html（accessed 2017.10.30）
6) 安藤雄一：高齢期における適切な栄養摂取に向けた咀嚼機能維持の必要性と実践例，保健医療科学，65（4）：415〜423，2016．https://www.niph.go.jp/journal/data/65-4/201665040008.pdf（accessed 2017.10.30）
7) 岩崎正則，葭原明弘，安藤雄一，安細敏弘，宮崎秀夫：栄養と口腔保健―NCDsリスクとの観点から―，ヘルスサイエンス・ヘルスケア，15（1）：5〜10，2015．http://www.fihs.org/volume15_1/articles1.pdf（accessed 2017.10.30）
8) Ritchie CS, Joshipura K, Hung HC, et al.：Nutrition as a mediator in the relation between oral and systemic disease：Associations between specific measures of adult oral health and nutrition outcomes, Crit Rev Oral Biol M, 13：291〜300, 2002.
9) 宮﨑秀夫，岩﨑正則，葭原明弘，安藤雄一：6．栄養―歯・口腔の健康と栄養―，In：日本歯科医師会，健康長寿社会に寄与する歯科医療・口腔保健のエビデンス，2015．http://www.jda.or.jp/pdf/ebm2015Ja.pdf（accessed 2015.8.28）
10) 安藤雄一：咀嚼と栄養摂取，日本歯科総合研究機構 編，健康寿命を延ばす歯科保健医療　歯科医学的根拠とか

かりつけ歯科医, 104～111, 医歯薬出版, 東京, 2009.
11) 厚生労働省：国民健康・栄養調査. http://www.mhlw.go.jp/toukei/itiran/gaiyo/k-eisei.html（accessed 2017.11.16）
12) 厚生労働省：平成16年国民健康・栄養調査報告, 第4部 生活習慣調査の結果. 統計表107～108. http://www.mhlw.go.jp/bunya/kenkou/eiyou06/pdf/01-04.pdf（accessed 2017.10.30）
13) 安藤雄一：歯科疾患実態調査, 国民健康・栄養調査, 国民生活基礎調査における口腔保健に関する質問紙調査項目：ヘルスサイエンス・ヘルスケア, 17(1)：11～18, 2017. http://www.fihs.org/volume17_1/articles2.pdf（accessed 2007.10.30）
14) 厚生労働省：平成25年国民健康・栄養調査報告 結果の概要. http://www.mhlw.go.jp/bunya/kenkou/eiyou/dl/h25-houkoku-03.pdf（accessed 2017.11.16）
15) Bradbury J, Thomason JM, Jepson NJ, et al.：Nutrition counseling increases fruit and vegetable intake in the edentulous, J Dent Res, 85：463～468, 2006.
16) Suzuki H, Kanazawa M, Komagamine Y, et al.：The effect of new complete denture fabrication and simplified dietary advice on nutrient intake and masticatory function of edentulous elderly：A randomized-controlled trial, Clin Nutr, S0261-5614（17）30263-7, doi：10.1016/j.clnu.2017.07.022.[Epub ahead of print] 2017.
17) Touger-Decker R1, Mobley C.：Position of the Academy of Nutrition and Dietetics：oral health and nutrition, J Acad Nutr Diet, 113（5）：693～701, 2013.
18) 田中弥生：地域包括ケアシステムにおける栄養管理の重要性, 静脈経腸栄養, 29（5）：1143～1149, 2014.
19) 渡邊 裕：介護保険施設における利用者の口腔・栄養管理の充実に関する調査研究, 厚生労働科学研究費補助金 疾病・障害対策研究分野 長寿科学政策研究「介護保険施設における利用者の口腔・栄養管理の充実に関する調査研究」（H27-長寿-一般-005）平成28年度 総括・分担研究報告書, 2017.
20) WHO/FAO Expert Consultation：Diet, nutrition and the prevention of chronic disease, WHO Technical report series 916, World Health Organization, Geneva, 119, 2003. http://www.who.int/dietphysicalactivity/publications/trs916/en/（accessed 2017.10.30）
21) World Health Organization：Sugars intake for adults and children, Guideline. http://who.int/nutrition/publications/guidelines/sugars_intake/en/（accessed 2017. 10. 30）
22) Watt RG.：Strategies and approaches in oral disease prevention and health promotion, Bull World Health Organ, 83：711～718, 2005. http://www.ncbi.nlm.nih.gov/pmc/articles/PMC2626336/pdf/16211164.pdf（accessed 2011.10.28）
23) Standing committee on the scientific evaluation of dietary reference intakes, Food and nutrituion board, Institute of medicine：Dietary reference intakes for calcium, phosphorus, magnesium, vitamine D, ans fluoride, 288～313, National academy press, Wachington. D. C., 1997.
24) 眞木吉信, 荒川浩久, 磯崎篤則, ほか：委員会報告 う蝕予防のための日本人におけるフッ化物摂取基準（案）の作成, 口腔衛生会誌, 58（5）：548～551, 2008.
25) 農林水産省：食育推進. http://www.maff.go.jp/j/syokuiku/（accessed 2017.10.30）
26) 安藤雄一, 花田信弘, 柳澤繁孝：「ゆっくりとよく噛んで食べること」は肥満予防につながるか？, ヘルスサイエンス・ヘルスケア, 8(2)：54～63, 2008. http://www.fihs.org/volume8_2/article8.pdf（accessed 2018.8.8）
27) ティク・ナット・ハン, リリアン・チェン, 大賀英史（翻訳）：味わう生き方, 木楽舎, 東京, 2011.
28) 山村健介：神経生理からみた咀嚼, 日咀嚼誌, 26：1～7, 2016.
29) Otsuka R, Tamakoshi K, Yatsuya H, et al.：Eating fast leads to obesity：findings based on self-administered questionnaires among middle-aged Japanese men and women, J Epidemiol, 16（3）：117～124, 2006.
30) 厚生労働省：平成21年国民健康栄養調査報告結果の概要 http://www.mhlw.go.jp/bunya/kenkou/eiyou/dl/h21-houkoku-06.pdf（accessed 2018.8.8）
31) 咀嚼支援マニュアル：https://www.niph.go.jp/soshiki/koku/kk/sosyaku/manual.html（accessed 2016.06.30）
32) 厚生労働科学研究委託費循環器疾患・糖尿病等生活習慣病対策実用化研究事業「生活習慣病の発症予防に資するための歯科関連プログラムの開発とその基盤整備に関する研究」（H26—循環器等実用化—一般—022）平成26年度委託業務成果報告書, 2015.
33) 武内博朗, 丸森英史："食育"は歯科医療を変える, クインテッセンス出版, 東京, 2008.
34) 今津加央里, 文元基宝, 俵本眞光, 森岡 敦：歯科医院における栄養指導の可能性, 日本健康教育学会誌, 23（Suppl）：124, 2015.
35) 齋藤寿章, 岩崎 陽, 椙野泰弘, ほか：高齢者の低栄養予防対策事業5年間のまとめ―「高齢者の特性を踏まえた保健事業」への展開―, 平成29年中国地区公衆衛生学会抄録集, 2017.
36) Moynihan PJ.：The relationship between nutrition and systemic and oral well-being in older people, J Am Dent Assoc, 138（4）：493～497, 2007.
37) 葛谷雅文：高齢者における栄養管理 ギアチェンジの考え方, 日本医事新報, 4797：41～47, 2016.

第1章　歯科における食育と健康

歯科疾患（う蝕，歯周病，咀嚼機能低下）と生活習慣病

1 不健康な食事と歯科疾患リスクとの関連

1）食事・栄養とう蝕

　菓子類など砂糖を多く含む食品を頻回に摂取するような食生活は，う蝕を誘発し，歯の喪失，咀嚼機能低下につながる[1]．飲食物とう蝕との関連はこれまで多くの研究が行われ，エビデンスが蓄積している．Moynihanら[2]は飲食物とう蝕との関連をエビデンスの強さ，およびリスクの方向別に分類し，まとめた．う蝕のリスクを増加させる飲食物として最も強いエビデンスを持つのが糖類である（表1）．砂糖，またその主成分であるであるスクロース（ショ糖）がう蝕の要因であることは，古くからの疫学研究・臨床研究により明らかとなっている．1960～1970年代の47カ国のデータを用いた調査から，国別の国民1人あたりの砂糖消費量と12歳時DMFT指数との間の有意な正の相関が報告された[3]．こうした地域集団間での単純な比較による砂糖消費量とう蝕との関連は，時代を経るにつれて効果的なう蝕予防対策が取られるようになるなか，以前ほどはっきりしなくなってきている．しかしながら，現在においてもなお個人単位で詳細に評価すると砂糖の摂取量とう蝕との間には用量反応関係が存在しており，砂糖がう蝕発生の要因であることを強く裏づけている（図1）[4]．

　これまでの糖類とう蝕のエビデンスをもとに，世界保健機関（WHO）は2015年にガイドライン「成人及び児童の糖類摂取量」を発表した．このガイドラインでは，う蝕（および肥満）のリスクを減らすために，成人および児童の1日あたり遊離糖類摂取量を，エネルギー総摂取量の10％未満に減らすよう勧めている．遊離糖類とは単糖類（グルコース・フルクトースなど）および二糖類（スクロースなど）のことで，人が食品・飲料に添加する糖類のほか，蜂蜜・シロップ・果汁・濃縮果汁中に天然に存在しているものをいう．

2）食事・栄養と歯周病

　歯周病は口腔内における細菌感染症である．歯周組織破壊の主要原因は，細菌に対する宿主の過剰な免疫応答によるものである．そのような免疫応答は過剰炎症反応として特徴付けられ，好中球由来タンパク分解酵素，炎症性メディエーター，そして活性酸素種の持続的産生が結果として歯周靭帯の破壊，歯槽骨吸収へと繋がる．

表1　飲食物とう蝕の関連についてのエビデンス

	う蝕のリスクを上昇させる	う蝕のリスクに影響を与えない	う蝕のリスクを低下させる
十分な根拠がある	遊離糖類の摂取量および摂取頻度	デンプン質食品（米，いも，パンなど．単糖類や二糖類を加えたケーキ，ビスケット，スナック菓子などは除く．）	フッ化物
確からしい	―	生の果実類	ハードタイプチーズ シュガーレスガム
可能性がある	低栄養	―	キシリトール 牛乳 食物繊維
根拠が不十分	ドライフルーツ	―	生の果実類

（Moynihan P, et al.：Diet, nutrition and the prevention of dental diseases, Public Health Nutr, 7：201～226, 2004.　より引用）

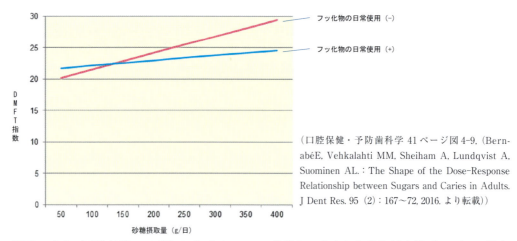

図1 成人（平均年齢：48歳）におけるDMFT指数と1人当たり砂糖摂取量（g/日）の関連
フッ化物の使用により，両者の関連は弱まるが，それでもなお有意な用量反応関係が存在する．

（口腔保健・予防歯科学 41ページ図 4-9, (Bernabé E, Vehkalahti MM, Sheiham A, Lundqvist A, Suominen AL.: The Shape of the Dose-Response Relationship between Sugars and Caries in Adults. J Dent Res. 95 (2): 167～72, 2016. より転載)）

　健康な食事は慢性炎症を抑える．ビタミンC，ビタミンE，カロテノイド，不飽和脂肪酸などの栄養素は炎症性サイトカイン誘導性情報伝達カスケードおよび酸化ストレスの増幅，または抑制に働き，結果として個々人の基礎的な炎症状態を調整する[5]．その摂取量や血中濃度，またこうした栄養素を多く含む食品群の摂取量は心血管疾患[6,7]，糖尿病[8]などのリスクと深く関連している．

　また，健康な食事は骨の形成と維持に重要である．骨の形成に必要なカルシウム，マグネシウム，またカルシウムの代謝や恒常性の維持に関わるビタミンDなどの栄養素が特に骨代謝と関連があり，それらの摂取量や体内での濃度は骨粗鬆症などの代謝性骨疾患のリスクに影響を与える[9]．

　前述するように歯周病は，付着の喪失と歯槽骨吸収を伴う慢性炎症性疾患である．種々の栄養素が抗炎症・抗酸化といった病態調節機能，また骨代謝調節機能を有することに着目し，栄養が歯周病に与える影響を評価する様々な研究が行われている．これまでに食品群として，野菜類[10,11]，果実類[8,10]，乳類[12,13]，緑茶類[14]など，栄養素として，抗酸化作用を持つビタミン類（ビタミンA・ビタミンC・ビタミンEなど）[10,11,15,16]，ビタミンD[17,18]，カルシウム[19]，マグネシウム[20]，脂肪酸[10,21～24]などが歯周病と関連していることが報告されている．

　例えば，日本人高齢者を対象とした研究では，主に魚油に含まれるn-3系の多価不飽和脂肪酸（オメガ3脂肪酸）であるドコサヘキサエン酸（DHA）の摂取量と歯周病のリスクとの関連が経年的に評価された[22]．研究参加者をDHAの摂取量に基づいて三分位（多い・中間・少ない）で群分けしたところ，摂取量が少ない群は，多い群と比較して，歯周病の発生・進行のリスクが約1.5倍高くなることがわかった．さらに，DHAについては無作為化比較試験[24]が行われ，歯周病治療への応用の可能性を支持する結果が得られている（図2）．

　ビタミンDについては，その血中濃度が歯周外科手術の予後に影響を与えると報告されている．重度歯周病患者20名に対して，フラップ手術前に血清中

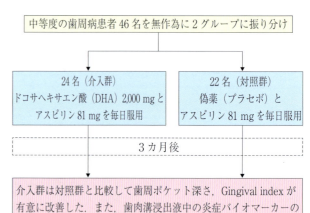

(Naqvi AZ, et al.: Docosahexaenoic Acid and Periodontitis in Adults: A Randomized Controlled Trial, J Dent Res, 93: 767～773, 2014. より引用)

図2 DHAの無作為化比較試験

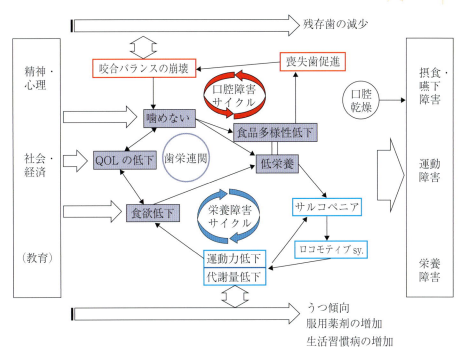

図3 栄養，運動，歯の健康をテーマとした相互の関連スキーム

の25-ヒドロキシビタミンD濃度を測定した．濃度に基づき，患者を低値（20 ng/mL 未満）と正常に群分けし，術後3週間，3，6，9および12カ月後の時点での歯周ポケット深さとクリニカルアタッチメントレベルを測定した．12カ月後の再評価時に両群を比較したところ，低値群は，正常群と比較して，歯周ポケット深さの減少量が少なく，アタッチメントゲインが認められなかった．研究者らは，この結果はビタミンD欠乏を呈する患者では歯周外科手術の効果は薄いことを示唆していると述べている[18]．

2 歯の喪失と栄養摂取との関連

う蝕や歯周病は歯の喪失の主な原因であり，歯の喪失により咀嚼能力は低下する．過去の調査によれば，咀嚼能力の低い群では総摂取エネルギー量，および緑黄色野菜群，野菜・果物群の摂取量が有意に少なくなる[25]．緑黄色野菜群や野菜・果物類には，噛みにくいと考えられている食品が多い．咀嚼能力の低い群では，これらの食品摂取を避ける傾向が強く，摂取量の減少につながったと考えられる．また，野菜や果物等の摂取量の減少に伴い，栄養素で見ると血清中のビタミンCやβカロテンレベルが低くなっていた[26]．ビタミンC，E，カロテン類は抗酸化剤としての重要性が認められており，これらの適量摂取は心血管疾患や食道，胃等の消化器系の疾患の予防に役立つと考えられる．このことより考察すると，咀嚼能力の低下はこれらの疾患のリスクファクターとなる可能性が高い．

さらに，咀嚼能力の低下は食品の選択の幅を少なくし，QOLの大きな要素である食事の楽しみを減少させる[27]．「食べる」ことが単なる栄養摂取の手段というだけでなく，行動意欲を起こさせる心理的効果も期待でき，それによって身体機能の維持につながることが示唆される．

3 栄養摂取と非感染性疾患（Non Communicable Disease＝NCDs）との関連

1）運動機能との関連

高齢化社会を迎える中で，食欲低下は低栄養につながり，それがサルコペニア，ロコモティブシンドロームを引き起こす可能性がある．また運動力や代謝機能の低下は食欲低下につながり，低栄養へと結びつく．そこには「栄養障害サイクル」が形成されている．歯科学の分野からみると，う蝕や歯周病は歯の喪失につながる．歯の喪失により咬合バランスは崩れ，咀嚼能力に影響を及ぼすことが明らかと

なっている．咀嚼能力の低下により栄養バランスは崩れるとともに摂取量の減少にもつながり，低栄養の危険性も増大している．

栄養バランスの崩れや摂取量の低下は，う蝕や歯周病の発症進行とかかわり歯の喪失を助長する可能性が高い．すなわちそこには「口腔障害サイクル」が生じている．この「栄養障害サイクル」と「口腔障害サイクル」の間には，「噛めない」「低栄養」「食欲低下」「QOLの低下」という共通要因が浮かび上がってくる（歯栄連関）．これは歯の健康，栄養，運動が有機的に結びついていることを示している（図3）．事実，近年の研究から歯・咬合支持の喪失はサルコペニア・フレイルのリスクを上昇させることが報告されており[28,29]，上記の関連スキームを支持している．

2）日常活動動作との関連

単なる長寿ではなく健康寿命を延長させるためには，日常生活において身体的に自立していることが重要である．高齢者における咀嚼機能の低下は，食生活や栄養摂取状況を変化させるばかりでなく，その影響は身体的状況まで及ぶと考えられている．これまでの疫学研究により，咀嚼能力と，日常生活活動作能力（ADL）[30]，社会的役割等の生活機能面[31]，全身健康の自己評価[32]との間に有意な関連が認められている．さらに，十分な咬合支持域をもつ者，あるいは咀嚼能力が維持されている者ほど，運動機能が高いことが示されている[33]．さらに，咀嚼能力を維持し主体性をもった食生活をいとなむことが，生活全般に充足感を生み，健康観を高める一因になると考えられている．

4 まとめ

生涯を通じ，適切な食生活により，十分な栄養を摂取することは，NCDsの予防や健康寿命の延伸に欠くことができない．高齢期は，心身の衰えが加速的に生じる時期である．それに伴い，味覚や嗅覚の低下，薬の使用，愁訴，社会的孤立などにより，低栄養へのリスクが高まる．また，歯の喪失により咀嚼能力が低下し，栄養摂取が不十分になるとともに，全身への悪影響を及ぼす．

歯周病やう蝕の罹患により，歯の喪失が進み咬合が破壊される可能性が高い．その結果，十分な栄養摂取が困難となる．栄養は歯科疾患のリスクと密接に関連していることが考えられる．しかしながら，砂糖摂取とう蝕との関連を除き，種々の栄養素・食品群と歯科疾患との関連は，研究の数・質ともに不十分であり，未だ確たる結論に至ってはいない．さらに，いくら歯周組織に対して保護的に働く可能性があるとはいえ，特定の栄養成分，食品のみを優先的に摂取することは本来の食事のバランスを崩すことにつながる可能性がある．日常的な生活の場では，幅広い食品を様々な方法で調理し，食事を摂ることが通常であることから，全体的な食事の質，食事パターンを評価することも重要である．そのような視点に立った研究から創出されたエビデンスは，歯科疾患予防に向けたより実際的な栄養学的アプローチに繋がる可能性がある．

葭原明弘（新潟大学大学院医歯学総合研究科口腔保健学分野）
岩崎正則（九州歯科大学地域健康開発歯学分野）

文　献

1) World Health Organization : Fact sheet No 394, Healthy diet. http://www.who.int/mediacentre/factsheets/fs394/en/（accessed 2015.8.28）.
2) Moynihan P, Petersen PE : Diet, nutrition and the prevention of dental diseases, Public Health Nutrition, 7 : 201～226, 2004.
3) Sreebny LM : Sugar availability, sugar consumption and dental caries, Community Dentistry and Oral Epidemiology, 10 : 1～7, 1982.
4) Bernabé E, Vehkalahti MM, Sheiham A, et al. : The Shape of the Dose-Response Relationship between Sugars and Caries in Adults, Journal of Dental Research, 95 : 167～172, 2016.
5) O'Keefe JH, Gheewala NM, O'Keefe JO : Dietary strategies for improving post-prandial glucose, lipids, inflammation, and cardiovascular health, Journal of the American College of Cardiology, 51 : 249～255, 2008.
6) Lavie CJ, Milani RV, Mehra MR, Ventura HO : Omega-3 polyunsaturated fatty acids and cardiovascular diseases, Journal of the American College of Cardiology, 54 : 585～594, 2009.
7) Dauchet L, Amouyel P, Dallongeville J : Fruit and vegetable consumption and risk of stroke : a meta-analysis of cohort studies, Neurology, 65 : 1193～1197, 2005.
8) Ley SH, Hamdy O, Mohan V, Hu FB : Prevention and management of type 2 diabetes : dietary components

and nutritional strategies, Lancet, 383：1999〜2007, 2014.

9) Roux C, Bischoff-Ferrari HA, Papapoulos SE, et al.：New insights into the role of vitamin D and calcium in osteoporosis management：an expert roundtable discussion, Current medical research and opinion, 24：1363〜1370, 2008.

10) Dodington DW, Fritz PC, Sullivan PJ, et al.：Higher Intakes of Fruits and Vegetables, beta-Carotene, Vitamin C, alpha-Tocopherol, EPA, and DHA Are Positively Associated with Periodontal Healing after Nonsurgical Periodontal Therapy in Nonsmokers but Not in Smokers, Journal of Nutrition, 145：2512〜2519, 2015.

11) Iwasaki M, Moynihan P, Manz MC, et al.：Dietary antioxidants and periodontal disease in community-based older Japanese：a 2-year follow-up study, Public Health Nutrition, 16：330〜338, 2013.

12) Shimazaki Y, Shirota T, Uchida K, et al.：Intake of dairy products and periodontal disease：the Hisayama Study, Journal of Periodontology, 79：131〜137, 2008.

13) Al-Zahrani MS：Increased intake of dairy products is related to lower periodontitis prevalence, Journal of Periodontology, 77：289〜294, 2006.

14) Kushiyama M, Shimazaki Y, Murakami M, et al.：Relationship between intake of green tea and periodontal disease, Journal of Periodontology, 80：372〜377, 2009.

15) Iwasaki M, Manz MC, Taylor GW, et al.：Relations of serum ascorbic acid and alpha-tocopherol to periodontal disease, Journal of Dental Research, 91：167〜172, 2012.

16) Chapple ILC, Milward MR, Dietrich T：The prevalence of inflammatory periodontitis is negatively associated with serum antioxidant concentrations, Journal of Nutrition, 137：657〜664, 2007.

17) Alshouibi EN, Kaye EK, Cabral HJ, et al.：Vitamin D and periodontal health in older men, Journal of Dental Research, 92：689〜693, 2013.

18) Bashutski JD, Eber RM, Kinney JS, et al.：The impact of vitamin D status on periodontal surgery outcomes, Journal of Dental Research, 90：1007〜1012, 2011.

19) Nishida M, Grossi SG, Dunford RG, et al.：Dietary vitamin C and the risk for periodontal disease, Journal of Periodontology, 71：1215〜1223, 2000.

20) Meisel P, Schwahn C, Luedemann J, et al.：Magnesium deficiency is associated with periodontal disease, Journal of Dental Research, 84：937〜941, 2005.

21) Iwasaki M, Manz MC, Moynihan P, et al.：Relationship between saturated fatty acids and periodontal disease, Journal of Dental Research, 90：861〜867, 2011.

22) Iwasaki M, Yoshihara A, Moynihan P, et al.：Longitudinal relationship between dietary omega-3 fatty acids and periodontal disease, Nutrition, 26：1105〜1109, 2010.

23) Iwasaki M, Taylor GW, Moynihan P, et al.：Dietary ratio of n-6 to n-3 polyunsaturated fatty acids and periodontal disease in community-based older Japanese：a 3-year follow-up study, Prostaglandins, Leukotrienes and Essential Fatty Acids, 85：107〜112, 2011.

24) Naqvi AZ, Hasturk H, Mu L, et al.：Docosahexaenoic Acid and Periodontitis in Adults：A Randomized Controlled Trial, Journal of Dental Research, 93：767〜773, 2014.

25) Sheiham A, Steele JG, Marcenes W, et al.：The relationship among dental status, nutrient intake, and nutritional status in older people, Journal of Dental Research, 80：408〜413, 2001.

26) Nowjack-Raymer RE, Sheiham A：Association of edentulism and diet and nutrition in US adults, Journal of Dental Research, 82：123〜126, 2003.

27) Grath CM, Bedi R, Gilthorpe MS：Oral health related quality of life--views of the public in the United Kingdom, Community Dental Health, 17：3〜7, 2000.

28) Iwasaki M, Kimura Y, Ogawa H, et al.：The association between dentition status and sarcopenia in Japanese adults aged≧75 years, Journal of Oral Rehabilitation, 44：51〜58, 2017.

29) Iwasaki M, Yoshihara A, Sato N, et al.：Dentition status and frailty in community-dwelling older adults：A 5-year prospective cohort study, Geriatrics & Gerontology International, 2017.

30) Miura H, Araki Y, Umenai T：Chewing activity and activities of daily living in the elderly, Journal of Oral Rehabilitation, 24：457〜460, 1997.

31) 寺岡加代，永井晴美，柴田　博，他：高齢者における摂食機能の身体活動への影響，口腔衛生学会雑誌，42：2〜6，1992.

32) 安細敏弘，浜崎朋子，粟野秀慈，他：福岡県下80歳者の口腔内状況と運動機能の関連性について，口腔衛生学会雑誌，50：783〜789，2000.

33) Okuyama N, Yamaga T, Yoshihara A, et al.：Influence of dental occlusion on physical fitness decline in a healthy Japanese elderly population, Archives of Gerontology and Geriatrics, 52：172〜176, 2011.

第1章 歯科における食育と健康

WHOが提唱する砂糖コントロール

1 WHO（世界保健機関）の国際口腔保健戦略

う蝕や歯周病に代表される口腔疾患は，先進国・開発途上国を問わず人々のクオリティ・オブ・ライフ（Quality of Life：QOL）に影響を与え，公衆衛生上大きな社会問題である．2007年に開催された第60回WHO世界保健総会では，主要議題のひとつに口腔保健が取り上げられ，21世紀における口腔保健の取り組みの必要性が採決されている．その内容は，「Oral health：Action plan for promotion and integrated disease prevention」として，以下のWHO国際口腔保健の基本戦略に示される．

①健康的な食生活習慣と栄養摂取の確立により低栄養を改善
②若年者の禁煙を推進して口腔や全身の健康を増進
③安全な水の確保や衛生状態の改善により口腔衛生の推進
④適切なフッ化物の有効利用に関する政策の普及
⑤口腔がん予防のリスクコントロールや早期発見ができる保健従事者の養成
⑥HIVエイズに関連する口腔疾患の早期発見や予防からHIVエイズ罹患者の口腔健康の増進とQOLの確保
⑦予防から早期発見，治療，予後までの一貫した口腔保健体系の整備
⑧健康的な生活習慣確立のための学校歯科保健の推進
⑨高齢者のQOL向上に対する口腔保健の推進
⑩エビデンスベースに基づいた口腔保健情報の再整備
⑪口腔保健に関する学術研究の推進

2 高まる生活習慣病（NCDs）のリスク

WHOは，不健康な食生活や運動不足，喫煙や過度の飲酒習慣などの原因が共通して認められ，生活習慣の改善により予防可能な疾患を，非感染性疾患（Non-Communicable Disease；NCDs）と総称している．そのなかには，心血管疾患，がん，糖尿病，慢性呼吸器疾患が含まれている．

WHOによれば，2012年の全死亡5600万人中，3800万人がNCDsによって死亡し，そのうち約42％が70歳未満であるとしている．またNCDsによる死亡は，2030年までに5200万人に増加すると予測され，壮年期死亡率減少の目標達成のために，費用効果の高い政策と介入を優先的に実行すべきであるとしている．

NCDs対策を国際社会が一丸となって推し進めていくために，第66回WHO世界保健総会において，

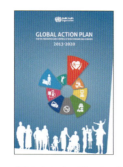

- 心臓病、がん、糖尿病や慢性呼吸器疾患による若年死亡のリスクを25％減らす
- アルコールの過剰摂取を少なくとも10％減らす
- 身体活動・運動の不足を10％減らす
- 塩分の平均摂取を30％減らす
- 15歳以上のたばこ喫煙を30％減らす
- 高血圧や血圧上昇を25％減らす
- 糖尿病や肥満の増加を停止する
- 心臓発作と脳卒中予防の薬剤療法とカウンセリングを受けられる割合を少なくとも50％にする
- 公的機関や病院において、主要非感染性疾患治療のための非感染性疾患必須医療薬品と基本技術を80％利用可能にする

（Global Action Plan for the Prevention and Control of NCDs 2013-2020, Geneva, World Health Organization, 2013. より転載）

図1 2025年までのNCDs予防と管理に関する世界目標

WHO Global Action Plan for the Prevention and Control of NCDs, 2013-2020が採択され，世界各国が2025年までに協力して取り組むべき9つの目標が提示されている（図1）．具体的には，喫煙率を30％減らす，過度の飲酒を最低10％減らすなど生活習慣全般を見直す必要性が示されている．

3 口腔保健と生活習慣病（NCDs）

WHOの口腔保健は，非感染性疾患としての口腔疾患を基本概念にしている．2011年の国連ハイレベル会議では，口腔疾患はNCDsのひとつとして，予防や管理を有機的かつ包括的に遂行することが追加承認されている（表1）．その背景には，口腔疾患は不健康な食生活，喫煙や過度の飲酒習慣などの「コモンリスクファクター」を共有することがあげられる．例えば，過剰な砂糖摂取は肥満を誘発し，糖尿病やう蝕の進行にも影響を及ぼす．喫煙はがんの発生原因のひとつであり，歯周組織を破壊して歯の喪失をも導く．すなわち，全身疾患の症状は口腔内にも出現して口腔疾患のリスクを増加させている（9頁　図15参照）．

口腔健康を含めた全身健康の推進には，必要十分かつバランスのとれた食生活が不可欠であり，とりわけ過剰な砂糖の摂取を抑制するとともに，果物や野菜の摂取を増やして低栄養を減らすことが重要である．NCDs予防において，口腔疾患のコントロールや予防を学校保健や高齢者保健など様々な分野と施策を共有させることにより，ライフコースアプローチとして子どもから高齢者までの健康に対応することが可能となる．共通するリスクファクターを，成人期以降の断面で捉えるだけでなく生涯保健として連続して捉えることにより，ライフコースの中で多分野が共有できる要因として認識できるようになる．

また，う蝕・歯周病・歯の喪失という口腔疾患は，発症時期が異なり，例えば，歯周病が他のNCDsと同様に中高年以降に重症化する理由，あるいは歯の喪失がなぜ加齢と共に増加するのかという疑問に対しては，明確な回答が得られているわけではない．このように疾患を幼少児期からのリスクの蓄積と捉えそのエビデンスを集積するには，世代効

表1 NCDsに関連する国連ハイレベル会議の政治宣言（第19条抜粋）

19. Recognize that renal, oral and eye diseases pose a major health burden for many countries and that these diseases share common risk factors and can benefit from common responses to non-communicable diseases；
（和訳：腎疾患，口腔疾患，眼疾患は多くの国において罹患が認められて，コモンリスクファクターを有するため，NCDsとしての対策が有用である）

果，時代効果，さらには生物学的要因等を考慮した疫学的解析が必要である．

4 WHO STEPwise approach to Surveillance

歯科保健従事者は，他の保健医療関係者や教育関係者，あるいは地域のステークホルダーなどと協力して，口腔保健をプライマリヘルスケアの一環として実践することが求められている．すなわち，疾病の予防や健康教育に重点をおいた口腔保健を実施することである．

口腔疾患の予防と管理において，リスクファクターがシステマチックに把握され，リスクコントロールが効果的に実践できるように，WHO STEPwise approach to Surveillance（WHO STEPS）が推奨されている（図2）．内容はStep 1から3で構成され，Step 1は質問紙による健康習慣やリスク要因の収集，Step 2は身体検査や診査，Step 3は血液生化学等検査となる．これを歯科保健従事者が行うべき内容に置き換えると，Step 1は口腔清掃習慣，食生活，喫煙，飲酒，社会生活の情報とともに身長，体重，肥満，糖尿病やHIV既往など全身健康情報の収集，Step 2は口腔内診査と可能であればエックス線撮影，Step 3は唾液検査による緩衝能やS. mutansなどの口腔細菌数の測定である．Step 3は状況に応じてのオプションにすることができるが，これから得られる情報は公衆衛生施策の中における口腔保健内容の融合をもたらすエビデンスになることが期待される．

5 フリーシュガー（遊離糖類）

1）WHO の新たな砂糖摂取量ガイドライン

2015 年，WHO は「成人と小児のための砂糖摂取量ガイドライン（WHO 砂糖摂取ガイドライン）」Guideline on sugars intake for adult and children の改訂を発表した．このガイドラインは，肥満やう蝕予防に焦点をあて，NCDs を減らす目的で総エネルギーに対する割合によりフリーシュガー推奨量の数値を示している（図3）．ここでいうフリーシュガーは，グルコースやフルクトース等の単糖類，スクロースや砂糖等の二糖類など食品や飲料の加工調理で加えられるもの，蜂蜜・シロップ・果汁（濃縮果汁含む）などに自然に存在する糖類を指す．

これまでの WHO 砂糖摂取ガイドラインでは，フリーシュガー推奨量は「総エネルギー量の 10% 未満：強く推奨 strong recommendation」と定義されていたが，今回の改訂で新たに「総エネルギー量の 5% 未満：利点があると勧める：conditional recommendation」とする条件付の推奨が加えられた．この背景には，「総エネルギー量の 5% 未満」（年間砂糖消費量が 10 kg 未満）は，「総エネルギー量の 10% 未満」（年間砂糖消費量が 15 kg 未満）と比較して，う蝕罹患が少ないという研究報告に基づいている．う蝕の健康への悪影響は，小児期から累積して成人期に発症することから，う蝕リスクを低減するには小児期からフリーシュガー摂取量をできるだけ少なくすることが肝要である．

2）無意識に摂取されるフリーシュガー

フリーシュガー推奨量は 1 日あたり，幼児で約 16 g（ティースプーン約 3 杯），最多量となる男子中高生で約 34 g（ティースプーン約 7 杯）とされる．清涼飲料水を例にすると，500 mL に約 50～60 g の糖類が含まれており，1 本飲み干すだけで 1 日あたりのフリーシュガー推奨量を超えてしまう計算になる．また，比較的ヘルシーとされる和食でもフリーシュガーは多く使用されている．たとえば，和風の煮物は油を使わずに調理することができるが，味付けには砂糖が使用される．このように，フリーシュガーは目に見えにくい形で実際多くの食品に含まれていることが特徴である．

3）フリーシュガーの摂取動向

精製白糖の世界年間消費量は，およそ 1 億 7300 万トンで，1 人あたり 24 kg と推定される．アメリカで 43.8 kg/人，ヨーロッパは 36.7 kg/人と先進国においての消費が高いなか，アジアやアフリカなど開発途上国においても生活環境の急激な改善により，

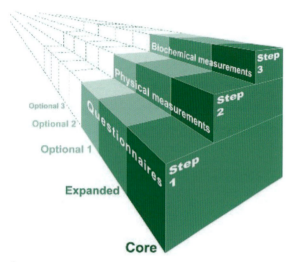

(WHO STEPS Surveillance Manual : The WHO STEPwise approach to chronic disease risk factor surveillance, Geneva, World Health Organization, 2005. より転載)

図2 WHO STEPwise approach to Surveillance 概念図

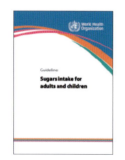

WHO 砂糖摂取ガイドライン（Recommendation）
WHO は、生涯にわたり、フリーシュガー摂取量を削減することを推奨する（強い推奨：Strong recommendation）
成人・小児ともに WHO はフリーシュガー摂取量を総エネルギーの 10% 未満にすることを推奨する（強い推奨：Strong recommendation）
WHO はさらにフリーシュガー摂取量を総エネルギー量の 5% 未満に削減することを推奨する（条件付の推奨：Conditional recommendation）

(Guideline : Sugar intake for adults and children, Geneva, World Health Organization, 2015. より転載)

図3 WHO 砂糖摂取ガイドライン

表2 口腔保健医療従事者に対する栄養学指導カリキュラムの具備すべき主要課題

主要トピック	内　容
主栄養素	炭水化物，タンパク質，脂肪，微量栄養素，ビタミン，ミネラル
栄養指導の対象群	小児，青年，成人，高齢者，妊産婦，乳幼児
NCDsのリスクに対する多量栄養素	体重過多，肥満，糖尿病，心臓病，口腔がんを含むがん全般，骨粗鬆症
う蝕のリスクに対する砂糖摂取	必要とされる研究のタイプ，疫学研究のシステマチックレビュー，う蝕発症のリスクへのフッ化物応用の効果
う蝕のリスクに対する炭水化物摂取（でんぷん，オリゴ糖，多価アルコール），果実，牛乳	システマティックレビューを含む複数の研究デザインによるエビデンス
栄養ガイドラインに準じた現在の食物摂取	食物ピラミッド，イートウエルガイド，特定食品群の摂取
幼児への授乳とう蝕のリスク	母乳あるいは哺乳瓶授乳と口腔健康を含む健康 幼児期栄養生理学と口腔健康を含む健康
行動変容の理論	食習慣の変化をサポートできる効果的な行動変容
歯科における栄養指導	患者の食栄養習慣の把握 食栄養指導の実践

精製白糖摂取の著しい増加も認められている．

　精製白糖の消費は必ずしもフリーシュガーの消費と一致するものではないが，社会環境を踏まえるとフリーシュガーの摂取も多い傾向であることが推察される．実際，英国で行われた国民栄養・食品調査（National Diet and Nutrition Survey）によると，4歳から10歳の子どもで総エネルギー量の14.7％，11歳から18歳で15.5％のフリーシュガー摂取が認められ，成人でも総エネルギー量の12％程度のフリーシュガー摂取となっている．

　フリーシュガーの消費量については，比較可能な調査報告が少ないため，正確な動向を把握するために国際的な見地での情報システム構築が課題である．

6　栄養教育の必要性

　歯科を含むすべての保健医療従事者は，栄養に関する適切な教育を受けることが求められており，特に歯学教育における栄養カリキュラムの整備が必要である．栄養カリキュラムは，砂糖類の摂取が全身と口腔の健康に与える作用や，健康への栄養摂取のガイドライン，栄養表示の理解，栄養指導を実践する上での患者の行動変容の理解などが網羅されるべきである．これらは，栄養指導に対する歯科保健医療従事者の能力や自信の向上につながり，確実なフリーシュガー摂取抑制をもたらすことになる．

　歯学教育における栄養カリキュラム例を表2に示す．

7　歯科における栄養指導

　歯科保健医療従事者が提供する情報は，正確かつエビデンスに基づく内容でなければならず，他の専門家の供与する内容と整合が保たれる必要がある．そして提供される情報は，口腔保健教育の一環として口腔衛生を支援できる内容であることが求められる．栄養指導は，食物栄養ガイドラインに準じた内容でかつ口腔内診査が行われる際に実施されることが望ましい．栄養指導の第一目標は，う蝕などの口腔疾患を予防するために，フリーシュガーの摂取を抑制することである．そして，その延長線上には，他の栄養指導と同じくNCDs（生活習慣病）の予防が含まれている．つまり，与えられる内容は，患者あるいは個人の口腔と全身の双方の健康に恩恵を与えるべきものであり，フリーシュガーだけでなく砂糖類全般に関して適切な情報が必須となる．

　栄養指導は，対象者の特性に応じた「テイラーメイド」で提供される必要があり，それによって対象者に直結したフィードバックを行い，適切な方法や目標設定などきめ細かな対応を施すことが可能となる．例えば，対象者が肥満であれば，フリーシュガーの摂取抑制と総エネルギー量の双方の抑制について指導を行い，対象者が標準体重であれば，必要十分なエネルギー量を維持しつつ，フリーシュガーの摂取抑制を説明すべきである．さらに大切なことは，抑制するフリーシュガーの代用として，フレンチフライやポテトチップスなどの高カロリー食品類

表3 一般食品群に含まれるフリーシュガー

品目	平均的な容量	フリーシュガー含有量
食卓砂糖	5 g 丸形ティースプーン	5 g
	4 g 小さじすりきり1杯または各砂糖	4 g
はちみつ	17 g 山積みティースプーン	13 g
メイプルシロップ	55 g 一回分（ワッフルやパンケーキにかける量）	33 g
コーラ清涼飲料	470 mL	49 g
チョコレートミルク	300 mL	32 g
レモネード	470 mL	23 g
オレンジジュース	200 mL	20 g
コンデンスミルク	25 g（コーヒーに入れる1杯）	15 g
マフィンケーキ	75 g	24 g
甘味ビスケット	14 g/1枚	5 g
円ドーナツ	60 g	11 g
板チョコレート	54 g	15 g
アイスクリーム	75 g	15 g
フルーツ味ヨーグルト	125 g 小カップ	13 g
グラノーラバー	1つ	14 g
スイートチリソース	32 g 1回分	10 g
サラダ用ドレッシング	15 g（大さじ1杯）	6 g
トマトケチャップ	20 g 1回分	5 g
朝食用シリアル	40 g 1回分	8 g

の摂取が増加しないように注意することである．フリーシュガーの摂取抑制によるエネルギーの補完には，デンプン類を豊富に含む主食の炭水化物(パン，シリアル，米，パスタなど)のほか，全粒穀物，新鮮な野菜や果実を摂取することが望ましい．WHOでは食事による炭水化物摂取に関するエビデンスの検証作業を行っており，ガイドラインがいずれ提示される予定である．その他，栄養不良あるいは低栄養状態にある場合は，速やかに医師や管理栄養士に紹介して適切な処置を施すことも重要である．

フリーシュガーを減らす必要性については事前に十分に説明が行われ，体重過多の防止やう蝕予防への効果が伝えられるべきである．食品や飲料によって1日に摂取できるフリーシュガーの量は正確に提示されるべきで，成人では1日平均2,000 kcalの要摂取に対し，その約5％の25 gから10％の50 gが目安である．子どもの場合は許容量が少なくなり，5〜6歳で1日あたりに必要とされる1,573 kcalに対し，5％の20 g（もしくは10％の40 g）となる．

一般的な食品，飲料中に含まれるフリーシュガー量を表3に示す．大切なことは，消費者あるいは患者の砂糖摂取に関しての意識を向上させ，フリーシュガー摂取に対する自覚と責任を持たせることである．

8 砂糖摂取の量と頻度

これまで歯科保健医療従事者が行う栄養指導は，砂糖の摂取頻度を少なくすることを目的とする傾向がある．先駆的な動物実験では，砂糖摂取の頻度とともに量がう蝕発症のリスク要因であることが報告されているが，ヒトを対象にした疫学研究ではそのエビデンスがはっきりしていない．近年のシステマチックレビューでは，永久歯もしくは乳歯との混合歯列期において，1日あるいは1週間あたりの砂糖含有食品の摂取回数とう蝕の発症リスクの関係が認められたが，その他の砂糖類の1日あたりの摂取回数とは関係が認められていない．また，乳歯におけるう蝕の発症と砂糖の摂取頻度は，関係がないとする研究報告もある．砂糖摂取頻度と量が単体あるいは複合でう蝕発症に関係があるかを検証するためには，頻度と量の双方を同一研究デザインで測定し，解析することが必要である．

栄養指導を行う上で，コモンリスクファクターアプローチが不可欠である．フリーシュガーの摂取は肥満のリスクとともに，2型糖尿病や心臓病，がん

といったNCDsの発症リスクになり得る．砂糖類の摂取頻度だけを減らしても，フリーシュガーの過剰摂取に由来するNCDs発症のリスクを抑えることには繋がらない．ただし，患者への指導を考えた場合，砂糖摂取の頻度を行動変容の目標に設定するほうが理解や同意が得られやすいゆえ，最初の導入には摂取頻度の減少を指導することは現実的といえる．その上で，1日あたりの砂糖の摂取量を少なくすべきと強調することが，砂糖摂取に結びつくと考えられる．

9 フリーシュガーの摂取量を減らす

1）飲料に含有される砂糖類

フリーシュガーの摂取元は多様であるが，甘味清涼飲料水は多くの国において主要な摂取元として認識される．含有されるフリーシュガーの量も多く，一般的な炭酸飲料100 mLには10 g以上含まれている．ファーストフードでよく提供される470 mLのソーダ中には，47 gのフリーシュガーが含まれることになる．100％天然果実ジュースもフリーシュガーが多く含まれ，100 mL中，8～10 g程度の含有である．ミルクに添加される砂糖は容量の半分以上に達し，コンデンスミルク100 g中，55 g以上の砂糖が含まれている．特に東南アジア諸国では，コンデンスミルクの摂取が多く，親が子どもにどんなタイプのミルクを飲ませているか注意して情報を集める必要がある．フリーシュガーの摂取抑制には，飲む飲料の量を少なくするだけでなく，飲料を飲まないことも重要である．

健康な歯の保全を考慮すれば，歯科保健医療従事者は患者に対し，水や砂糖が添加されていないミルクを飲むように指導するべきである．紅茶やコーヒーも，砂糖を入れずに飲むことが望ましい．そして安全でクリーンな水の確保が，すべての健康にとって何よりも不可欠である．

2）食品中の砂糖類

フリーシュガーが含まれる食品には，菓子類（飴，キャンディー，チョコレート），ビスケット（クッキー），ケーキ，朝食用シリアル，甘味ヨーグルト，ミルク（コンデンスミルク），デザート（アイスクリーム，ジャム，ゼリー，果実の砂糖漬け，食卓砂糖，はちみつ，シロップ，甘辛ソース，市販サラダドレッシングがある．これらの食品に含まれるフリーシュガーの平均を表3に示す．

3）果実とう蝕

WHO Fruit and Vegetable Promotion Initiative（WHO果実と野菜の促進イニチアチブ）によると，年間270万人程度が必要十分な果実や野菜の摂取により，命を救うことが可能であったとし，果実や野菜の不足が世界における死亡率のトップ10リスクのひとつであると報告している．適切な栄養目標は，1日あたり400 g以上の果実や野菜の摂取である．

果実は天然糖の源であるが，フリーシュガーは含んでいない．疫学調査研究によると，果実がう蝕発症の原因になるエビデンスは非常に低く，他の研究報告を踏まえても果実摂取とう蝕発症の関係はないと考えられる．WHO report "Diet, nutrition, and the prevention of chronic diseases"（WHOレポート，食品栄養と生活習慣病予防）では，一部の果実は酸性であるものの，果実摂取が必ずしも歯科酸蝕症のリスクにはならないとしている．習慣的には，果実が口腔疾患発症のリスクとは考えにくく，フリーシュガーを果実に置き換えればう蝕の罹患は少なくなる．反対に，たくさんのエネルギー，フリーシュガー，果実酸が含まれる果実ジュースは，果実そのものの摂取に比べて，体重の増加やう蝕の発症を引き起こすリスクが高くなるといえる．

歯科保健医療従事者は，果実や野菜の摂取を制限するようなアドバイスは患者に行うべきでなく，酸蝕症の原因になるレモンの過剰・長時間摂取を除き，1日あたり400 g以上を様々な種類の果実や野菜から摂取することを説明すべきである．

4）ドライフルーツとう蝕

ドライフルーツは種類によってフリーシュガーが含まれていたり，いなかったりする．プルーン，レーズン，アプリコット，桃などの典型的なドライフルーツはその過程で砂糖を加えることはなく，食物繊維や微量栄養素（ポタシウム，マグネシウム，鉄，ビタミンK）の重要な摂取源である．しかしな

がらその他のドライフルーツ，例えば，
- ①フリーシュガー投与量が多くなるクランベリーやブルーベリー
- ②砂糖煮状のマンゴ，パパイヤ，パイナップル
- ③ピューレ状から精製された果実スナックや果汁（果実レザー，果実入りの朝食シリアル，果実スナックバー）

は，相当量のフリーシュガーが含まれており，摂取には注意が必要である．

疫学研究においては，典型的ドライフルーツがう蝕発症につながるようなエビデンスはほとんど見当たらない．むしろ，高いエネルギー密度や豊富な天然糖の含有から，エネルギー摂取には典型的ドライフルーツは有用な食品であるといえる．したがって，ドライフルーツの摂取抑制については慎重な栄養指導が必要であり，間食でなく食事の一部として1日あたり一定量の摂取を考慮すべきである．通例，ドライフルーツの1日あたりの摂取目安は30gである．

5）フリーシュガーの代用甘味料

ポリオール甘味料（糖アルコール；マンニトール，ソルビトール，キシリトール）はう蝕発症のリスクは低い．ポリオール甘味料はカロリー甘味料であることから，エネルギー産生の補助を目的に食品に添加される場合がある．しかし，栄養価を高めるわけではない．

カロリーフリーの砂糖非使用の代用甘味料と，肥満や口腔疾患などNCDsとの発症に関連があるかについては，現在WHOでエビデンスの検証が行われている．代用甘味料の使用は食事の甘味レベルを減らすことにはならないため，甘味料そのものの非使用が不可欠である．代用甘味料は食品や飲料に使用されても栄養的な付加は少なく，酸性飲料であれば歯の酸蝕症を引き起こすリスクにつながる．

6）コミュニティプログラム

学童や若年層に口腔保健を推進する上で，学校は重要な役割を持つ．しかしながら，多くの開発途上国では，フリーシュガー含有の飲料が学校給食の一貫で配給されることが見受けられ，学校敷地のすぐ外では，フリーシュガーが含まれる飲料や食品が売られている．先進国においても，学校内にある自動販売機で容易にフリーシュガー含有の清涼飲料水が入手可能である．これらはいずれも直ちに是正されるべき事象であり，学校歯科医など歯科保健医療従事者の積極的なリーダーシップが求められている．彼らは，口腔保健推進のためにフリーシュガー摂取抑制を目標にするだけでなく，健康的な食生活指導，砂糖類を生徒の前から撤廃する学校環境整備などにも貢献が期待される．

また，多くの高齢者は口腔内の現在歯数が増加しつつあるものの，エネルギー摂取を念頭に，フリーシュガーが多く含まれる食品や飲料を推奨されることが多い．しかしながら，フリーシュガーは必ずしもエネルギー摂取を促進するものではない．口腔保健の推進や最適なQOLの享受のためには，適切な食品の選択と栄養指導が重要であり，すべての保健医療従事者が協働で取り組むことが求められる．

WHO砂糖摂取ガイドラインに沿ってフリーシュガー摂取を抑制するためには，施策者と消費者の双方に対応が必要である．例として，砂糖類が少ない商品を生産するような農業を進める，砂糖類の商品の1つあたりの大きさを小さくするといった施策に関すること，砂糖に税金を付加して製品の購買ハードルを高くする社会手法があげられる．また，健康に準じた食生活の指導や，砂糖類摂取を減らすためのガイドラインの制定，歯科を含めた保健医療従事者に対する砂糖摂取に関する教育，一般消費者への健康教育の実施も重要である．そして個人や集団に対して包括的な対応が鍵となる．個人任せの行動変容や一方的な情報提供のみでは，フリーシュガー摂取抑制を達成することは困難である．歯科保健医療従事者が患者や集団に対して，適切な食物や栄養に関する教育指導を実施することが重要である．

10 まとめ

世界的にフリーシュガー摂取に関する情報取得のシステムが整っていないため，多くの国ではフリーシュガーの摂取状況が正確に把握できていない．情報の収集の第一ステップとして，国民の栄養に関する調査等にフリーシュガーを評価する項目や内容を追加することが求められる．また，フリーシュガー

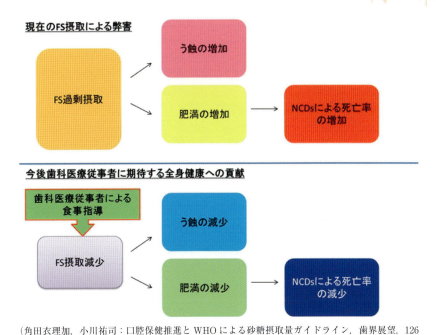

(角田衣理加,小川祐司:口腔保健推進とWHOによる砂糖摂取量ガイドライン,歯界展望,126(3):421〜429,2015.より転載)

図4 歯科保健医療従事者の果たす役割と期待される効果

抑制に向けて,歯科保健医療従事者の知識や能力を向上させるために,歯学教育課程に栄養学を位置づけるべきである.栄養指導は,口腔疾患だけでなくすべてのNCDsに対する予防を目的に実践する.

指導すべき内容は,

①フリーシュガー摂取の量を減らす

②BMIの状況(低体重,標準体重,過体重)に応じての栄養摂取

③多様な果実,野菜,ナッツ類,穀物類の摂取を増やす

④脂肪が多量に含まれている食品の摂取抑制,特に飽和脂肪酸と塩分

⑤水や砂糖無添加の乳製品の摂取

⑥フリーシュガーが含まれている飲料の摂取抑制

⑦代用甘味料使用の清涼飲料水の摂取抑制

⑧行動変容につながるエビデンスに則ったテイラーメイド型の栄養指導

があげられる.

WHOのチャン前事務局長も,「砂糖摂取を減らす必要性は,う蝕と肥満のエビデンスに基づくNCDsの予防と管理に関与する」と世界保健総会で述べている.歯科保健医療従事者が正しい知識と情報を持ち,砂糖摂取を含めた食生活指導,保健指導を日常臨床において実践することは,口腔保健のみならず,肥満予防を通じた全身の健康増進につながり,NCDs予防に貢献し得る(図4).

う蝕予防を含めた口腔衛生において,ブラッシング指導やフッ化物応用に付随して,食事指導や生活習慣指導が重要な役割を持つ.WHO砂糖摂取ガイドラインを踏まえて食事指導を考察すると,「砂糖の摂取を減らしましょう」と曖昧な内容(頻度)を示唆するのではなく,「フリーシュガーの摂取許容は,ティースプーン5〜6杯程度まで」と具体的な内容(量)を伝えることが肝要である.とりわけ,う蝕再発を繰り返したり,肥満兆候が認められるなどのリスクが高い場合には,フリーシュガー摂取コントロールを含めた,生活習慣全般の意識改革を目指すことが不可欠である.

小川祐司(新潟大学大学院医歯学総合研究科予防歯科学分野
WHO口腔保健協力センター)

参考文献

1) Global status report on noncommunicable diseases, Geneva, World Health Organization, 2014.

2) Oral health : action plan for promotion and integrated disease prevention, Geneva, World Health Organization, Sixtieth World Health Assembly A60/16 Provisional agenda item, 12.9, 2007.

3) Global Action Plan for the Prevention and Control of NCDs 2013-2020, Geneva, World Health Organization, 2013.

4) Political Declaration of the High-level Meeting of the

General Assembly on the Prevention and Control of Non-communicable Diseases, United Nation, General Assembly Sixty-sixth session Agenda item 117, 2011.
5) Guideline：Sugar intake for adults and children, Geneva, World Health Organization, 2015.
6) Diet nutrition and the prevention of chronic diseases, report of a Joint WHO/FAO Expert Consultation, Geneva, World Health Organization, 2003（Technical Report Series, No. 916）.
7) WHO Technical Information Note：Sugars and dental caries, Geneva, World Health Organization, 2017.
8) Fact sheet：Healthy Diet N° 394, Geneva, World Health Organization, 2014. http://www.who.int/mediacentre/factsheets/394/en/（accessed 2017.9.27）.
9) Dr Margaret Chan（Director-General of the World Health Organization）：Health has an obligatory place on any post-2015 agenda, Address to the Sixty-seventh World Health Assembly, Geneva, 19 May 2014. http://www.who.int/dg/speeches/2014/wha-19052014/en/（accessed 2017.9.27）.
10) FRUIT AND VEGETABLE PROMOTION INITIATIVE/A MEETING REPORT/25-27/08/03, Geneva, World Health Organization, 2003. http://www.who.int/dietphysicalactivity/publications/f&v_promotion_initiative_report.pdf#search=%27WHO+Fruit+and+Vegetable+Promotion+Initiative%27（accessed 2017.9.30）.
11) 深井穫博：口腔保健におけるライフコースアプローチの展開，ヘルスサイエンス・ヘルスケア，13（1）：1～2，2013.
12) 花田信弘：歯を守る栄養学と全身の健康―世界保健機関（WHO）の紀要から―，ヘルスサイエンス・ヘルスケア，13（2）：82～85，2013.
13) 小川祐司：健康寿命延伸のための歯科口腔保健―WHOの戦略，公衆衛生，81（1）：15～20，2017.
14) 角田衣理加，小川祐司：口腔保健推進とWHOによる砂糖摂取量ガイドライン，歯界展望，126（3）：421～429，2015.
15) Bates B, Lennox A, Prentice A, Bates C, Page P, Nicholson S, Swan G.：National Diet and Nutrition Survey Results from Years 1, 2, 3 and 4（combined）of the Rolling Programme（2008/2009-2011/2012）Public Health England 2014. Accessed from：https://www.gov.uk/government/uploads/system/uploads/attachment_data/file/594361/NDNS_Y1_to_4_UK_report_full_text_revised_February_2017.pdf（accessed 2017.9.22）.

第1章 歯科における食育と健康

国家試験出題基準からみた知っておきたいやさしい栄養学の基礎

　歯科医師国家試験出題基準は，昭和60年に策定されて以来，歯科医療・歯学教育の変化に合わせて4年毎に改定している．出題基準は厚生労働省の主要な施策を常に反映して改定されている．現在厚生労働省は，地域包括ケアシステムを2025年までに完成させることを大きな目標にしている．したがって，出題基準も多職種連携等に関する内容や口腔機能の維持向上や摂食機能障害に関する内容を充実させる方針が示されている．そこで，口腔機能・摂食機能を維持向上させて何をどのように食べればよいのかという栄養学の問題が国家試験に毎年数多く出題されるようになった．

　しかし，歯科医師国家試験における栄養学は，管理栄養士の国家試験とは異なり，代謝疾患，腎・尿路疾患，内分泌疾患など複雑な疾患・病態別栄養ケア・マネジメントを除外している．そのため，歯科医師国家試験対策の栄養学では，平均的な健常人に対する栄養学の基礎を集中的に学ぶことが大切である．

花田信弘（鶴見大学歯学部探索歯学講座）

4-1 五大栄養素とその働き

　栄養素は炭水化物・脂質・タンパク質・ビタミン・ミネラルの5つに分類され，五大栄養素といわれている．

　主にエネルギーとなるのは，炭水化物，脂質，タンパク質で，筋肉や骨格をつくるもとになるのは，タンパク質，ミネラル，脂質である．ミネラルとビタミンは身体の調子を整える役割を持っている．これらのどれかひとつが欠けても人間の体に悪影響を及ぼすし，ありすぎても影響を及ぼす．また食物繊維を足して，六大栄養素といわれることもある．

1）炭水化物

　消化吸収される炭水化物：グルコース，フルクトース，ガラクトース等の単糖類，ショ糖の二糖類，オリゴ糖類およびでんぷんがあり4 kcal/gのエネルギー価を有する．

　消化されない炭水化物：難消化性オリゴ糖，糖アルコール等がある．

　エネルギー源としての炭水化物の特性は，脳，神経組織等の通常はグルコースしかエネルギー源として利用できない組織にグルコースを供給することである．

2）脂質

　人間のからだの中で燃えて，からだを動かすエネルギーのもととなる栄養素である．少量でたくさんのエネルギーに変わる効率のよい栄養素である．総脂質，飽和脂肪酸，n-6系脂肪酸，n-3系脂肪酸，コレステロール等に分類される．脂質については摂取量も重要であるが，摂取エネルギーに占める割合（脂質エネルギー比率）の方が重要視されている（9 kcal/g）．

3）タンパク質

　人間の身体は筋肉や骨，皮膚や爪，脳，内臓，血液などからつくられているが，そのすべての材料となっているのがタンパク質である．タンパク質を構成するアミノ酸は20種類あり，そのうちの9種類は体内で合成できないため必須アミノ酸と呼ばれている（ロイシン，イソロイシン，バリン，スレオニン，リジン，メチオニン，フェニルアラニン，トリプトファンの8種で，幼児の場合はこれにヒスチジンが加わる）．そのため，必須アミノ酸は食事から補う必要がある（4 kcal/g）．

4）ミネラル

　ミネラルはからだの中でつくることができないの

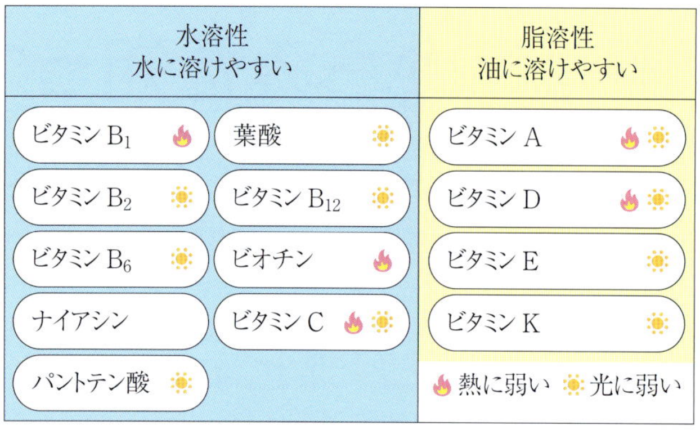

(ハウスウェルネスフーズより転載 https://perfectvitamin.house-wf.co.jp/about.html（accessed 2018.7.23））

図1 水溶性・脂溶性ビタミン

で，食事から摂取しなければならない．からだをつくる材料になったり，からだの調子を整える役割がある．とても少ない量で重要な働きをするところはビタミンと同じだが，ビタミンと異なることは，ミネラルは16種類あり（カリウム，カルシウム，マグネシウム，リン，鉄，亜鉛，銅，マンガン，ヨウ素，セレン，クロム，モリブデン，硫黄，コバルト，フッ素）体の構成成分にもなっているという点である．普段の食事から必要なミネラルを摂るように考えて食事を摂取する必要がある．

5) ビタミン

ビタミンはからだの中でつくることもできるが，それだけでは足りないので，食事から摂取しなければならない．ビタミンは13種類あるが，中でも成長，発育のプロセスで大切なものとして，ビタミンA，ビタミンB_1，ビタミンB_2，ビタミンC，ビタミンDがあげられる（**図1**）．またビタミンは，体内に貯蔵できないため，毎日食べ物から摂る必要がある．

弘中祥司（昭和大学歯学部スペシャルニーズ口腔医学講座口腔衛生学部門）

4-2 食品成分表（日本食品標準成分表）

日本食品標準成分表は2015年に七訂となった．そこには収載食品が拡充され，15年ぶりに313食品が増加した．わが国においては，日本食品標準成分表（以下「食品成分表」という）は昭和25年に初めて公表されて以降，食品成分に関する基礎データを提供する役割を果たしてきた．すなわち，食品成分表は，学校給食，病院給食等の給食管理，食事制限，治療食等の栄養指導面はもとより，国民の栄養，健康への関心の高まりとともに，一般家庭における日常生活面においても広く利用されている．

また，行政面でも厚生労働省における日本人の食事摂取基準（以下「食事摂取基準」という）の策定，国民健康・栄養調査等の各種調査および農林水産省における食料需給表の作成等の様々な重要施策の基礎資料として活用されている．さらに，高等教育の栄養学科，食品学科および中等教育の家庭科，保健体育等の教育分野や，栄養学，食品学，家政学，生活科学，医学，農学等の研究分野においても利用されている．加えて，近年，加工食品等への栄養成分表示の義務化の流れの中で，栄養成分を合理的に推定するための基礎データとしても利用されている．

このように食品成分表は，国民が日常摂取する食品の成分に関する基礎データとして，関係各方面での幅広い利用に供することを目的としている．

日本食品標準成分表2015年版（七訂）

http://www.mext.go.jp/component/a_menu/science/detail/__icsFiles/afieldfile/2017/02/16/1365334_1-0101r9_1.pdf

弘中祥司（昭和大学歯学部スペシャルニーズ口腔医学講座口腔衛生学部門）

4-3 食品群

　食品群は,「食品」そのものに含まれている栄養素や,その働きごとに分類されている.主として,赤:体を作るもとになる,黄:エネルギーのもとになる,緑:体の調子を整えるもとになる.また1〜6群に基礎食品群は分類されている(図2).

　ところが,何をどれだけ食べればよいかわかりづらいため,「食事バランスガイド」が考案された(32頁図4参照).

弘中祥司(昭和大学歯学部スペシャルニーズ口腔医学講座口腔衛生学部門)

赤	体をつくるもとになる	肉,魚,卵,牛乳・乳製品,豆など
黄	エネルギーのもとになる	米,パン,めん類,いも類,油,砂糖など
緑	体の調子を整えるもとになる	野菜,果物,きのこ類など

六つの基礎食品群
- 1群 … 魚,肉,卵,大豆,大豆製品
- 2群 … 牛乳・乳製品,海藻,小魚
- 3群 … 緑黄色野菜
- 4群 … 淡色野菜,果物
- 5群 … 穀類,いも類,砂糖類
- 6群 … 油脂,脂肪の多い食品

(農林水産省実践食育ナビ:http://www.maff.go.jp/j/syokuiku/zissen_navi/balance/guide.html (accessed 2018.7.23))

図2　三色食品群と6つの基礎食品群

4-4 食生活と健康との関連

　栄養・食生活は,生命を維持し,子ども達が健やかに成長し,また人々が健康で幸福な生活を送るために欠くことのできない営みであり,多くの生活習慣病の予防のほか,生活の質の向上および社会機能の維持・向上の観点から重要である.また,健康な社会環境づくりとして,企業等による食環境の改善を促進することも重要である.

　そこで,国民の生活の質の向上および社会環境の質の向上を図るために,身体的,精神的,社会的に良好な食生活の実現を図ることを目標とする.

　栄養・食生活の目標設定に際して,これまでの健康日本21では,最終目標である健康および生活の質の向上のために,1)「栄養状態」をよりよくするための「栄養素(食物)摂取」,2)適切な栄養素(食物)摂取のための「行動変容」,3)個人の行動変容を支援するための「環境づくり」,の大きく3段階で設定が行われた.今回の健康日本21(第2次)では,生活の質の向上とともに,社会環境の質の向上のために,食生活,食環境の双方の改善を推進する観点から,目標設定を行っている.

　下記の厚生労働省のHPを参照されたい.

厚生労働省:

健康づくりのための食事パターンの考え方と普及:
https://www.mhlw.go.jp/file/04-Houdouhappyou-10904750-Kenkoukyoku-Gantaisakukenkouzoushinka/0000094398.pdf

健康日本21(第二次):

https://www.mhlw.go.jp/bunya/kenkou/dl/kenkounippon21_02.pdf

弘中祥司(昭和大学歯学部スペシャルニーズ口腔医学講座口腔衛生学部門)

4-5 国民健康・栄養調査

国民健康・栄養調査は健康増進法に基づき，栄養素等の摂取量および生活習慣の状況を明らかにし，国民の健康の増進の総合的な推進を図るための基礎資料を得る事を目的として，厚生労働省が行っている調査である．調査は，調査年の国民生活基礎調査において設定された単位区から層化無作為抽出された世帯のうち，通常の食事を摂取できない者や同居していない者などを除いた1歳以上の者を対象に毎年11月に行われる．

調査項目および対象年齢

本調査は，身体状況調査票，栄養摂取状況調査票および生活習慣調査票からなり，調査項目および対象年齢は以下に記すとおりである．

1) 身体状況調査票
(1) 身長（1歳以上）
(2) 体重（1歳以上）
(3) 腹囲（20歳以上）（平成27年までは6歳以上）
(4) 血圧（20歳以上）
(5) 血液検査（20歳以上）
(6) 問診（20歳以上）
　薬の使用状況，糖尿病治療の有無や運動習慣など

2) 栄養摂取状況調査票（1歳以上）
(1) 世帯状況：氏名，生年月日，性別，妊婦（週数），授乳婦別，世帯主との続柄，仕事の種類
(2) 食事状況：家庭食・調理済み食・外食・給食・その他の区分
(3) 食物摂取状況：料理名，食品名，使用量，廃棄量，世帯員ごとの案分比率
(4) 1日の身体活動量〈歩数〉（20歳以上）

3) 生活習慣調査票（20歳以上）
食生活，身体活動，休養（睡眠），飲酒，喫煙，歯の健康など生活習慣全般

なお，毎年実施されているこれらの基本項目に加え，各年で異なる重点項目が分析されている．近年では，糖尿病有病者等の推計人数および体格や生活

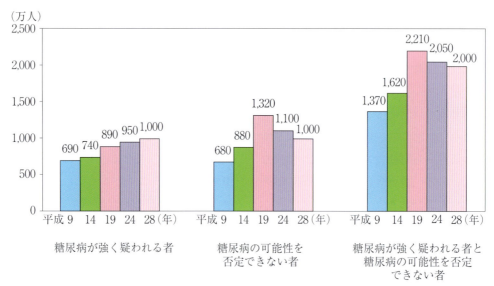

（平成28年国民健康・栄養調査結果の概要より）

図3　「糖尿病が強く疑われる者」，「糖尿病の可能性を否定できない者」の推計人数の年次推移（20歳以上，男女計）
a．「糖尿病が強く疑われる者」とは，ヘモグロビンA1cの測定値がある者のうち，ヘモグロビンA1c（NGSP）値が6.5%以上，または「糖尿病治療の有無」に「有」と回答した者
b．「糖尿病の可能性を否定できない者」とは，ヘモグロビンA1cの測定値がある者のうち，ヘモグロビンA1c値が6.0%以上，6.5%未満で，「糖尿病が強く疑われる者」以外の者．
「糖尿病の可能性を否定できない者」は，平成19年以降減少傾向にあるが，「糖尿病が強く疑われる者」は約1000万人と推計され，平成9年以降増加傾向にある．

習慣に関する地域格差（平成28年），栄養バランスのとれた食事，運動ができる場所，適正な休養の確保および受動喫煙の防止など，社会環境の整備の状況（平成27年），所得と生活習慣等に関する状況（平成26年），様々な基準の策定に関わる実態（平成25年）について分析・把握されている（図3）．

　　　　　　　川戸貴行，田中秀樹（日本大学歯学部衛生学講座）

参考：国民健康・栄養調査結果の概要（平成24年～28年）厚生労働省

4-6 食育と食育基本法

　近年のわが国の食をめぐる状況の変化に伴い，国民が生涯にわたって健全な心身を培い，豊かな人間性を育むために食を育てる（食育）ことが喫緊の課題となり，平成17年に「食育基本法」が制定された．ここでは食育は生きる上での基本であり，知育，徳育，体育の基礎として位置付けられ，「食に関する知識」と「食を選択する力」を習得し，健全な食生活を実践できる人間を育てるものとして食育の推進が求められている．これらを実践するために，内閣府に食育推進会議が設置され，平成18年には第1次食育推進基本計画が策定された．

　平成19年には歯科関連4団体から「食育推進宣言」が出され，また平成20～21年に設置された「歯科保健と食育の在り方に関する検討会」では食べ方支援を中心に据えた食育の推進が提言され，「噛ミング30」が提唱された．平成23年度からの第2次食育推進基本計画では，歯科からの目標として「よく噛んで味わって食べるなどの食べ方に関心のある国民の割合」を増やすことがあげられ，さらに平成28年度からの第3次の目標としては「ゆっくりよく噛んで食べる国民の割合」を増やすことがあげられている．

　　　　　　　井上美津子（昭和大学歯学部小児成育歯科学講座）

4-7 食生活指針・食事バランスガイド

　国民の大きな健康問題であるがん，心疾患，脳血管疾患などの生活習慣病は，食事，運動と密接に関連している．健康寿命の延伸のためには，これらの疾病の発症を防ぐ「一次予防」および合併症の発症や症状の進行を防ぐ「重症化の予防」が重要であり，そのためには，国民一人ひとりが健全な食生活を実践できる環境づくりを行う必要がある．

　このような背景を受け，平成12年3月に文部省（当時），厚生省（当時）および農林水産省が連携して「食生活指針」を策定した（平成28年改正）．料理や食品ではなく栄養素で示されている食事摂取基準は，その活用に専門的な知識を必要とするのに対して，食生活指針では一般の人にも理解しやすい形で表現された健全な食生活を実践するための10項目の標語から構成されており，生活の質（QOL）の向上を重視し，バランスのとれた食事内容を中心に，食料の安定供給や食文化，環境にも配慮した内容になっている（表1）．

　これをさらに具体化し，コマをイメージして，「何を」「どれだけ」食べたらよいのかをわかりやすくイラストで示したのが，2005年に厚生労働省と農林水産省が共同で策定した「食事バランスガイド」である（図4）．イラストは炭水化物の供給源である主食（ごはん，パン，麺など），各種ビタミン，ミネラルおよび食物繊維の供給源である副菜（野菜，きのこ，いも，海藻など），タンパク質の供給源である主菜（肉，魚，卵，大豆料理など），カルシウムの供給源である牛乳・乳製品（牛乳，ヨーグルト，チーズなど），ビタミンC，カリウムなどの供給源である果物に加え水や菓子・嗜好飲料からなり，コマが倒れないようにバランスよく食べること，運動が必要なことが示されている．

　　　　　　　川戸貴行，田中秀樹（日本大学歯学部衛生学講座）

表1 食生活指針（食生活指針の解説要領（平成28年6月）文部科学省，厚生労働省，農林水産省）

	①食事を楽しみましょう．
生活の質（QOL）の向上	②1日の食事リズムから，健やかな生活リズムを．
適切な運動と食事	③適度な運動とバランスの良い食事で，適正体重の維持を．
バランスのとれた食事内容	④主食，主菜，副菜を基本に，食事のバランスを． ⑤ごはんなどの穀類をしっかりと． ⑥野菜・果物，牛乳・乳製品，豆類，魚なども組み合わせて． ⑦食塩は控えめに，脂肪は質と量を考えて．
食料の安定供給や食文化への理解	⑧日本の食文化や地域の産物を生かし，郷土の味の継承を．
食料資源や環境への配慮	⑨食料資源を大切に，無駄や廃棄の少ない食生活を． ⑩「食」に関する理解を深め，食生活を見直してみましょう．

（①で健全な食生活の楽しみ方を考え，②〜⑨の内容を実施し，⑩で食生活を振り返り，改善するというPDCAサイクルを活用して実践を積み重ねることをねらいとしている．）

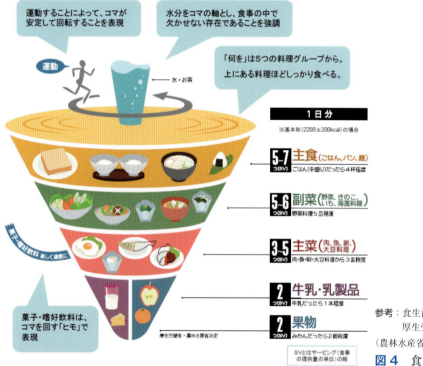

参考：食生活指針の解説要領（平成28年6月 文部科学省 厚生労働省 農林水産省）
（農林水産省HP（accessed 2017.10.1））

図4 食事バランスガイド

4-8 日本人の食事摂取基準

日本人の食事摂取基準は，健康な個人ならびに集団を対象として，国民の健康の保持・増進，生活習慣病の予防のために必要なエネルギーおよび34項目の栄養素の摂取量とその理由を示すもので，2005年から5年ごとに内容が専門家により検討され，厚生労働省から発表されている．今回（2015年度版）の策定に当たっては，高齢者や糖尿病などの有病者数の増加をふまえ，健康日本21（第二次）において主要な生活習慣病の発症予防と重症化予防の徹底を図ることが基本的方向として掲げられていることから，健康の保持・増進と共に生活習慣病の予防については，発症の一次予防だけでなく，重症化の予防も視野に入れて策定が行われた．

エネルギーの指標と栄養素の指標

1) エネルギーの指標は，エネルギー摂取の過不足の回避を目的とする指標が設定されている．また，エネルギーの摂取量および消費量のバランス（エネルギー収支バランス）の維持を示す指標としてBMI（BMI：body mass index）が採用されている．

2) 栄養素の指標は，3つの目的からなる5つの指標で構成されている（図5）．3つの目的とは，「摂取不足の回避」，「過剰摂取の回避」および「生活習慣病の回避」である．このうち，直ちに生命を脅かす摂取不足の回避に関する指標には，半数の人が必要量を満たす量である「推定平均必要量」，ほとんどの人が充足している量である「推奨量」および十分な科学的根拠が得られず，推定平均必要量と推奨量が設定できない場合は，「目安量」が設定される．

近年，サプリメントや栄養強化食品を常用する人が増加していることから過剰摂取の回避には「耐容上限量」が，現在の日本人の死因の6割以上を占める生活習慣病の予防には「目標量」が設定されてい

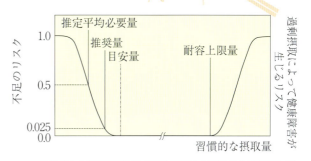

図5 食事摂取基準の各指標（推定平均必要量，推奨量，目安量，耐容上限量）を理解するための概念図
（目標量は，ここに示す概念や方法とは異なる性質のものであるため，ここには図示されない．）

る．それぞれの指標は料理や食品ではなく栄養素で表されているためイメージしにくい．正しく理解するためには生化学および栄養学全般に関わる知識も必要である．

川戸貴行，田中秀樹（日本大学歯学部衛生学講座）

参考：「日本人の食事摂取基準（2015年版）」策定検討会報告書（平成26年3月厚生労働省）

4-9 低栄養

低栄養とは生体が生命を維持するために必要な栄養素が不足していることを指し，タンパク質や健康維持に必要なビタミン，ミネラルなどの栄養素が減少した状態のことである．低栄養の原因としては，食事摂取量の低下（食欲不振，摂食障害，消化管疾患など），消化・吸収障害（消化器疾患など），栄養素の消失（乳汁分泌，下痢，糖尿病，腎疾患，広範な火傷など），栄養素の消費の増大（悪性腫瘍における悪液質，外傷，手術など）が主な原因としてあげられる．高齢者における低栄養は，独居，要介護状態，経済的な理由における摂取量の不足，認知症などによる認知機能障害や基礎疾患に対する多剤併用による食欲減退，咀嚼や嚥下などの口腔機能の低下による摂食障害など複合的な要因によることが知られている．

高齢者においては，低栄養状態が持続すると筋力・筋肉量の減少すなわちサルコペニアという状態になり，さらにこの状態が身体機能の低下，食欲低下，食事摂取量の低下，低栄養を進行させる悪循環を助長し，介護が必要となる前段階いわゆる虚弱（フレイル）という状態に至る．また，口腔機能の軽度低下（滑舌低下，食べこぼしやわずかのむせ）はオーラルフレイルと呼ばれ，低栄養やサルコペニアの前段階として注目されている．

美島健二（昭和大学歯学部口腔病態診断科学講座口腔病理学部門）

4-10 全身の健康との関連

生命を維持するためには栄養素の摂取が不可欠であり，バランスのとれた栄養素の摂取が全身の健康の維持に重要である．栄養素には，タンパク質，脂肪，炭水化物よりなる3大栄養素に加え，水，ミネ

ラル，ビタミンがある．これらの栄養素が不足しても過剰になっても栄養障害を生じ全身の健康を損なうことになる．栄養障害は，低栄養と過剰栄養に分類される．発達段階における低栄養は，成長・発育に重大な影響を与え，全身の成長遅延や免疫機能の低下につながる．また，高齢者における低栄養は，免疫異常による感染症（肺炎など），褥瘡，貧血，骨粗鬆症，サルコペニア，フレイルと関連して著しいQOLの低下をもたらす．加えて，ナトリウム，カリウム，カルシウムなどのミネラルは，細胞の浸透圧の調整，筋肉の収縮，骨代謝に不可欠で，その低下は心不全や骨粗鬆症など様々な疾患の原因となる．

さらに，ビタミン欠乏症は夜盲症（ビタミンA），脚気（ビタミンB_1），悪性貧血（ビタミンB_{12}），壊血病（ビタミンC）などの原因となる．一方，過剰栄養の原因としては，栄養素の過剰摂取，運動不足などがあげられるが，近年，食生活の欧米化に伴って糖質，脂質や炭水化物の過剰摂取により肥満，高血圧，糖尿病，脂質異常症，心筋梗塞，癌などの生活習慣病の増加傾向がみられる．特に，内臓脂肪の蓄積との関連が指摘されているメタボリック症候群では，脳卒中や心筋梗塞などの心血管系疾患をひき起こすリスクが著しく増加することが指摘されている．

美島健二（昭和大学歯学部口腔病態診断科学講座
口腔病理学部門）

4-11 歯の成長・発育との関連

歯の形成に必要な栄養素を**表2**に示す．歯の発生段階の歯胚形成にはまず良質なタンパク質が必要になり，次の段階の歯の石灰化にはカルシウムやリンが必要になる．カルシウムとリンの摂取比率は2：1がよいとされており，カルシウムがうまく代謝されるためにはビタミンDが必要になる．また，エナメル質，象牙質などの歯質の基礎をつくるためにビタミンAやCが必要であり，まずは食事の栄養バランスを全般的に整えることが大切である．

乳歯は，胎児期に歯胚形成（胎生7週頃から）や石灰化（胎生4カ月頃から）が始まるため，妊娠期の母体がしっかり栄養を摂る必要がある．永久歯は，胎児期から歯胚形成は始まるが，石灰化開始は出生時頃からであり，第二大臼歯の歯冠が完成する8歳頃までは，栄養障害による歯質の形成不全が生じる可能性があるので，カルシウムやビタミンが不足しないよう気をつけたい．

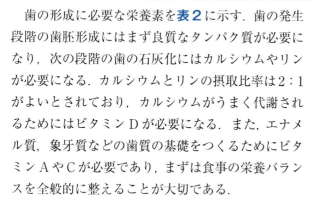

表2 歯の形成に必要な栄養素
- 歯胚の形成に役立つ ─── タンパク質
- 歯の石灰化に役立つ ─── カルシウム，リン
- カルシウムの代謝を助ける ─ ビタミンD（ビタミンE）
- エナメル質の基礎をつくる ─ ビタミンA
- 象牙質の基礎をつくる ─── ビタミンC

井上美津子（昭和大学歯学部小児成育歯科学講座）

4-12 歯科疾患との関連

歯科疾患により「歯の数が20歯未満」になった人，あるいは「咀嚼に支障がある」人は，各種栄養素の摂取に問題が生じている．平成16年国民健康・栄養調査の統計表をもとにして栄養摂取量を歯の数および咀嚼状況別に示した報告[1]によると「歯の数が20歯未満」ないし「咀嚼に支障がある」人たちは，各種栄養素の摂取が全般的に不足していた（5頁 図7参照）．

「20歯以上」群および「咀嚼に問題なし」群の平均値を100として算出した図（5頁 図7）において，「歯の数が20歯未満」の群や「咀嚼に支障がある」群は，タンパク質，脂質の他，ミネラルやビタミンも摂取不足になっている．

花田信弘（鶴見大学歯学部探索歯学講座）

文献1）安藤雄一：歯科保健と栄養の架け橋―口腔保健から栄養へ―，健康教育学会誌，21：84～91，2013.

4-13 食生活

　食生活とは，健康という視点から栄養状態を良好に保つために必要とされる栄養素を摂るうえでの重要な習慣をいう．文化，社会面からもQOL（生活の質）と深い関係にある．食生活指針は，食生活改善の望ましい方向や具体的改善案事項をまとめたガイドラインで食料生産，流通から食卓・健康へと幅広く食生活全体を視野にいれたものとされていることが大きな特徴となっている．

　食生活指針の狙いはQOLの向上，適度な運動と食事，バランスの取れた食事内容，食料の安定供給や食文化への理解，食料資源や環境への配慮，食生活のチェックである．食生活指針にのっとった食生活習慣の見直しと改善が必要となる．

武内博朗（鶴見大学歯学部臨床教授・武内歯科医院）
寺田美香（武内歯科医院・管理栄養士）

4-14 食事記録・食事内容

①**食事記録法（目安記録法）**：実際に食べたものに基づき，摂取された食物の目安量を自ら記録する方法．多数の人に実施しやすいが，調査そのものが食事内容に影響を与える可能性がある．

②**食物摂取頻度調査法（Food Frequency Questionnaire：FFQ）**：個人レベルで習慣的な食物摂取状況を知ることができ，栄養摂取量の相対的な位置付けを把握することに適している．すべての食品をリストアップはできないが，摂取量や頻度に誤差が生じやすいものの，記録者の負担が少なく簡便である．自記式が主流．栄養士の介在を必要とせず，多数の人に実施しやすい．国際的にも一般的な調査法である．

③**食事思い出し法**：熟練調査員の問診で，過去一定期間に飲食したものを思い出してもらう方法．フードモデルや写真を用いて目安量を質問する．前日もしくは調査時点から24時間分の食事に関して調査することが多く「24時間思い出し法」ともいわれる．対象者の負担は食事記録法に比べると比較的小さいが熟練調査員が必要．

④**秤量法**：秤，計量カップ・スプーン等で実際の食品重量・容積を科学的単位で測定記載する．生材料，調理中廃棄量，食後の残菜量の測定ができるため真の栄養摂取量と妥当性が高い．半面，対象者および調査者への負担が大きく，誤差も生じやすい．

武内博朗（鶴見大学歯学部臨床教授・武内歯科医院）
寺田美香（武内歯科医院・管理栄養士）

4-15 咀嚼の仕方，回数

　咀嚼の仕方や回数は高齢化が進む中で，乳幼児期から生涯を通じた歯科疾患の予防，口腔機能の維持・向上，8020運動推進への効果が期待される．厚生労働省の検討会が2009年に「歯・口の健康と食育〜噛ミング30を目指して〜」とする報告書を公表し，口腔機能にも目を向けた国民運動に取り組む重要性が示された．

　80歳で20本以上の歯を残すためのキャッチフレーズは「噛ミング30」である．この実践には健康な口腔で自分の歯でよく噛み（一口30回の咀嚼），味わって食事することが求められる．そのためには早期からのオーラルフレイル予防と，生活習慣改善を目標とした食事指導が必須である．

武内博朗（鶴見大学歯学部臨床教授・武内歯科医院）
寺田美香（武内歯科医院・管理栄養士）

第1章 歯科における食育と健康

咀嚼機能評価・口腔機能評価・食形態

5-1 咀嚼/口腔機能評価

1 はじめに

口の主な機能には以下の3つがある.
- 咀嚼（嚥下の1ステップ）
- 発音
- 呼吸

一方，口の機能の低下には以下の段階がある[1,2].
- 正常
- オーラルフレイル：滑舌低下，食べこぼし，わずかなむせ，噛めない食品の増加，口の乾燥
- 口腔機能低下症：口腔不潔，口腔乾燥，咬合力低下，舌口唇運動機能低下，低舌圧，咀嚼機能低下，嚥下機能低下
- 口腔機能障害：摂食嚥下障害，咀嚼障害

これらに関してはまだ十分に診断基準が確立されているとは言いがたく，かろうじて口腔機能低下症についてのみ，その診断基準が日本老年歯科医学会から提言されてるだけである.

本項では，これらのうち，主な機能である咀嚼機能について解説し，その他の口腔機能低下症の検査と診断基準についても解説する.

2 咀嚼とは

咀嚼とは「食物摂取して粉砕し，唾液と混和し食塊を形成するまでの一連の過程」である[3]. 咀嚼により，食物の表面積が増加し，消化吸収が向上する. また唾液と混和されることで，嚥下も容易になる.

また，脳の活性化や，満腹感を通じた食欲のコントロールにも重要な働きをしている. さらに，頭蓋顔面の発育成長促進にも影響している[4].

その能力を表す用語として，一般に「咀嚼能力」と言う用語が用いられているが，咀嚼には，摂食，咬断（切断），粉砕，混和，食塊形成，嚥下などの様々な機能を包含しているため，1つの方法のみで評価することはできない. そこで，いくつかの方法を組み合わせて用いる必要がある.

3 咀嚼能力に関する用語

咀嚼能力には多くの側面があるため，各検査法毎に類似用語が用いられている. 咀嚼値，咀嚼能力測定，咀嚼能率，咀嚼効率，咀嚼方程式，咀嚼指数，咀嚼スコア，咀嚼効率などである. 個々の解説は文献を参照されたい[5].

4 咀嚼能力検査法（嚥下機能を除く）

咀嚼能力の検査には，直接的検査法と間接的検査法がある[5].

1）直接的検査法
(1) 客観的検査法
①咀嚼試料の粉砕粒子の分布状態
　ピーナッツ，生米，寒天，グミゼリーなどの咀嚼後の粒子の分布を評価.
　例：Manlly法，石原の生米法
②咀嚼試料の内容物の溶出量
　ガム，グミゼリー，米，ATP顆粒剤などの咀嚼後の内容物の量を評価
　例：グミゼリー法
③咀嚼試料の穿孔状態
　ポリエチレンフィルムを噛ませ，穿孔した面積を電気的に評価.
④食品の混合状態
　ワックス，ガムの色調変化を評価.
　例：色変わりガム法

(2) 主観的検査法

摂取可能な食品の割合を評価.

①山本式総義歯咀嚼能率判定表（咬度表）[6]

34種類の食品の摂取可能状況を評価.

②佐藤らの咀嚼スコア[7]

20種類の食品の摂取可能率を評価.

③平井らの咀嚼スコア[8]

35種類の食品からスコアを計算.

2）間接的検査法

(1) 客観的検査法

①咀嚼時の下顎運動

運動経路，運動のリズム，運動速度を評価.

例：6自由度顎運動測定器

②咀嚼時の筋活動

規則性や活動量を評価.

例：咀嚼筋表面筋電図

③咬合接触状態

咬合接触面積，咬合接触点数を評価.

例：ブルーシリコン法

④咬合力

最大咬合力を評価.

例：咬合力計，感圧紙法

⑤舌口唇運動機能

運動の速度と巧緻性を評価.

例：オーラルディアドコキネシス

⑥舌圧

口外外前方部の最大舌圧を評価.

例：舌圧測定器，圧力センサー

(2) 主観的検査法

①咀嚼満足度

主観的な満足度を評価.

例：VAS法

②口腔関連QOL

口腔に関するQOLを評価.

例：OHIP，GOHAI

③QOL

全身のQOLを評価.

例：SF-36

5 健康保険で可能な検査法

1）顎運動関連検査

総義歯または多数歯欠損の補綴を行うにあたり，下顎運動路描記法，ゴシックアーチ描記法，パントグラフ描記法およびチェックバイト検査が算定可能，行った際に380点が算定できる（2018.4現在）．ただし，これらの検査は咀嚼時の顎運動ではなく，下顎限界運動を記録して調節性咬合器の調整を行うことが主目的である．

(1) 下顎運動路描記法

歯科用下顎運動路測定器を用いて三次元的な下顎運動を記録し，補綴時の下顎位を決定．

(2) ゴシックアーチ描記法

上顎に対する下顎の位置が不明確な患者に対して，ゴシックアーチトレーサーを用いて，口内法または口外法で描記．

(3) パントグラフ描記法

全調節性咬合器を用いる場合に，下顎の前方運動と側方運動を水平面と矢状面において連続的に記録．

(4) チェックバイト検査

下顎の前方位および側方位で上下歯列間の位置関係を記録し，半調節性咬合器の矢状顆路角を調整．

2）有床義歯咀嚼機能検査

総義歯または多数歯欠損の補綴を行うにあたり，三次元的な下顎運動検査と，グルコース含有グミゼリー咀嚼時のグルコース溶出量を測定する方法が算定可能．

(1) 三次元的な下顎運動検査（図1）

下顎切歯点またはオトガイ部に付けたLED光を，2台のセンサで3次元記録する．PC専用ソフトウェアで下顎運動の切歯点における運動経路を前頭面で表示する．7つの代表的なパターンと比較して，顎運動の異常を判定（図2）．

(2) 咀嚼能力測定（図3）

グルコース含有グミを20秒間咀嚼後，吐き出した「ろ液」をセンサーチップに点着することにより，約6秒間で自動的にグルコース濃度が計測され表示，咀嚼能力を簡単に測定し数値化．総義歯患者においては，平均 $150 \pm 2SD$ (50) mg/dLであり，100 mg/dL以下であると咀嚼機能が健常範囲を下回ってい

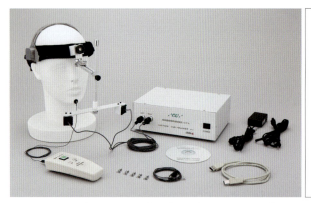

図1 歯科用下顎運動測定器(ジーシー社製)

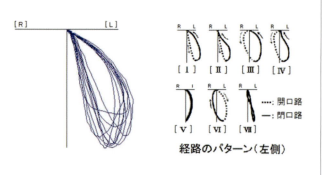

((公社)日本補綴歯科学会HPより引用)

図2 三次元的な下顎運動検査結果

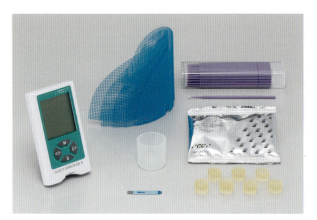

図3 咀嚼能力検査装置(ジーシー社製)

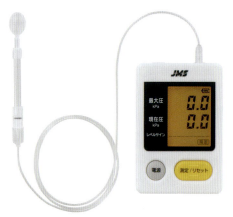

図4 舌圧測定器
(ジェイ・エム・エス社製/販売:ジーシー)

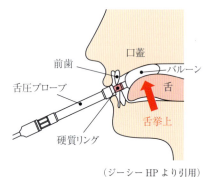

(ジーシーHPより引用)

図5 舌圧プローブの口腔内での位置

ると判断される.

(3) 健康保険での実施

これらは2016年4月から保険採用された技術であり施設基準や算定案件により,普及にはまだ時間が必要であろう.

3)舌圧測定(図4)

デジタル舌圧計に接続した舌圧プローブのバルーンを口腔内に入れ,舌を挙上することで,舌と口蓋の間でバルーンを最大の力で押しつぶす(図5).得られた最大舌圧は,摂食・嚥下機能や構音機能に関する口腔機能検査のスクリーニングの指標となる.20 kPa未満だと,舌圧が低下している可能性が疑われる.

2015年に保険に採用されたが,当時は舌接触補助床(PAP)を装着する予定の患者に用いた場合にのみ算定できた.

6 口腔機能低下症の検査

日本老年歯科医学会が学会見解論文[2]で推奨している検査を紹介する.検査機器の不要な代替検査法も提唱されるが,基準値の変更等も必要といわれている.

1)口腔不潔

微生物が異常に増加した状態で,誤嚥性肺炎など

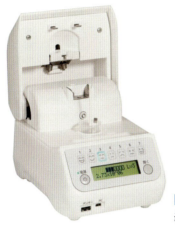

図6 細菌カウンタ
(PHCより写真提供)

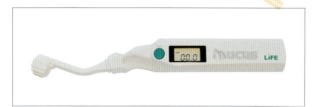

図7 口腔水分計（ムーカス）
(株ライフHPより写真提供)

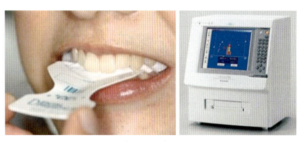

図8 感圧シートと分析装置（デンタルプレスケール・オクルーザー）

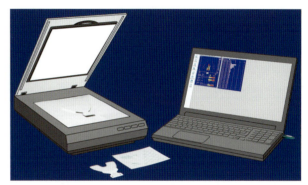

図9 感圧シートと分析装置（デンタルプレスケールⅡ・バイトフォースアナライザー）

の引き金となりうる.

(1) 標準検査法

舌背上の微生物数を細菌カウンタ（図6）を用いて計測する. 総微生物数が6.5Log10（CFU/mL）以上（レベル4以上）であれば陽性とする.

(2) 代替検査法：Tongue Coating Index（TCI）

舌表面を9分割し，それぞれの舌苔の付着程度を3段階（0～2）で評価し，合計スコアが50％以上を陽性とする.

2）口腔乾燥

口腔内の異常な乾燥状態で，様々な障害の引き金となる.

(1) 標準検査法

口腔水分計（図7）を用いて，舌尖から10 mmの舌背表面の粘膜湿潤度を測定する. 27未満を陽性とする.

(2) 代替検査法：サクソンテスト

ガーゼを2分間で，吸収した唾液量が2 g/2 min以下であれば陽性とする.

3）咬合力低下

天然歯あるいは義歯による咬合力の低下した状態で，咀嚼能力と相関が高い.

(1) 標準検査法

感圧シートと分析装置を用いて，最大噛みしめ時の咬合力を測定する. 全歯列で200 N未満（デンタルプレスケール，図8）または500 N未満（デンタルプレスケールⅡ，図9）を陽性とする.

(2) 代替検査法：残存歯数

残根と動揺度3の歯を除いて，20本未満だと陽性とする.

4）舌口唇運動機能低下

運動の速度や巧緻性が低下し，摂食行動，栄養，生活機能，およびQOLなどに影響を及ぼす可能性がある状態.

(1) 標準検査法：オーラルディアドコキネシス

5秒間で/pa/ta/ka/をそれぞれ発音させ，自動計測器（図10）で測定し，いずれかの1秒当たりの回数が6回未満を陽性とする.

(2) 代替検査法：なし

学会見解論文には記載がないが，PaTaKa 10回法という「パタカ」の音節を10回発音し，かかった時間を時計で測定する方法も紹介されている.

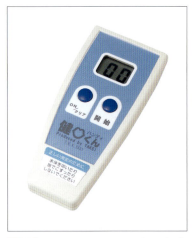

図10 オーラルディアドコキネシス自動計測器
（竹井機器工業（株）より写真提供）

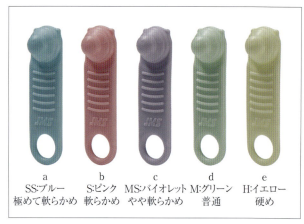

図11 舌トレーニング用具
（（株）ジェイ・エム・エスより写真提供）

5）低舌圧

舌を動かす筋群の慢性的な機能低下により，舌と口蓋や食物との間に発生する圧力が低下した状態．咀嚼と食塊形成および嚥下に支障を生じ，栄養不足にいたる可能性がある．

（1）標準検査法

前述の舌圧測定器（図4）を用いる．ここでは30 kPa未満を陽性とする．

（2）代替検査法：舌トレーニング用具（図11）

舌の筋肉を強化する目的の自主訓練用トレーニング用具の黄色（硬め）を，口蓋と舌の間でつぶせない場合を陽性とする．

6）咀嚼機能低下

食べこぼしや嚥下時のむせ，嚙めない食品がだんだん増え，食欲低下や食品多様性が低下状態．低栄養につながる．

（1）標準検査法

前述のグルコース含有グミを用いた咀嚼能力測定（図3）である．グルコース濃度100 mg/dL未満を陽性とする．

（2）代替検査法

グミゼリー咀嚼後の粉砕の程度を，視覚資料と照合して10段階で評価する方法．10段階の下3ランクだと陽性とする．

7）嚥下機能低下

加齢による摂食嚥下機能の低下が始まり，明らか

表1　EAT-10の項目

1．飲み込みの問題が原因で体重が減少した
2．飲み込みの問題が外食に行く障害になっている
3．液体を飲み込む時に余分な努力が必要だ
4．固形物を飲み込む時に余分な努力が必要だ
5．錠剤を飲み込む時に余分な努力が必要だ
6．飲み込むことが苦痛だ
7．食べる喜びが飲み込みによって影響を受けている
8．飲み込むときに食べ物が喉にひっかかる
9．食べるときに咳が出る
10．飲み込むことはストレスが多い

な障害を呈する前段階での機能不全を有する状態．

（1）標準検査法

嚥下スクリーニング質問紙（EAT-10）（表1）を用いて，合計点数が3点以上を陽性とする．

（2）代替検査法

臨床症状として，自記式質問票「聖隷式嚥下質問紙」による評価で，15項目のうちAの項目が3つ以上を陽性とする．

8）総合的な口腔機能低下症の診断

上記の1）〜7）の7項目中の3項目以上が陽性ならば，「口腔機能低下症」と診断する．

今後，多くの臨床研究の必要性も学会見解論文ではうたわれている．

表2 口腔機能低下症の診断と管理

	検査項目①	検査項目②
1. 口腔衛生状態不良	舌苔の付着程度 （舌苔スコア TCI）	
2. 口腔乾燥	口腔粘膜湿潤度 （口腔水分計ムーカス）	唾液量 （サクソンテスト）
3. 咬合力低下	咬合力検査 （感圧プレスケール）	歯数による予測 （20歯未満）
4. 舌口唇運動機能低下	オーラルディアドコキネシス	
5. 低舌圧	舌圧検査 （ＪＭＳ舌圧測定器）	
6. 咀嚼機能低下	咀嚼能力検査 （グルコセンサー）	咀嚼能率スコア法 （グミゼリー）
7. 嚥下機能低下	嚥下スクリーニング検査 （EAT-10）	自記式質問票 （聖隷式嚥下質問紙）

（日本歯科医学会HPを参考に作成）

9）健康保険による診断と管理

2018年4月より「口腔機能低下症」という病名が保険収載され，**表2**の7つの検査のうち，3つ以上が陽性だと「口腔機能低下症」と診断し，管理を行えることとなった[9]．その詳細については本書の範囲外であるので，他書を参考にされたい．

佐藤裕二（昭和大学歯学部高齢者歯科学講座）

文　献

1) 日本歯科医師会，オーラルフレイル，https://www.jda.or.jp/enlightenment/oral/about.html（accessed 2018.8.1）
2) （一社）日本老年歯科医学会学術委員会：高齢期における口腔機能低下―学会見解論文 2016年度版―，老年歯学，31：81～99，2016.
3) （公社）日本補綴歯科学会：歯科補綴学専門用語集　第4版，65，医歯薬出版，東京，2015.
4) 日本顎口腔機能学会：新よくわかる顎口腔機能，123～124，医歯薬出版，東京，2017.
5) （公社）日本補綴歯科学会：Ⅲ．咀嚼障害評価法のガイドライン―主として咀嚼能力検査法―，歯科医療領域3疾患の診療ガイドライン，http://www.hotetsu.com/s/doc/Guidelines.pdf（accessed 2018.8.1）
6) 山本為之：総義歯臼歯部人工歯の配列について（2）―特に反対咬合について―，補綴臨床，5：395～400，1972.
7) 佐藤裕二，石田栄作，皆木省吾，ほか：総義歯装着者の食品摂取状況，補綴誌，32：774～779，1988.
8) 平井敏博，安斎　隆，金田　洌，ほか：摂取可能食品アンケートを用いた全部床義歯装着者用咀嚼機能判定表の試作，補綴誌，32：1261～1267，1988.
9) 日本歯科医学会：口腔機能低下症に関する基本的な考え方（平成30年3月），http://www.jads.jp/basic/pdt/document-180702-02.pdt（accessed 2018.8.1）

5-2 食形態

1 はじめに

食形態とは，「食事に関するあらゆる状況を総合的に示したもの」で，具体的には，摂取する食物の形状や性状，食べ方（食事の仕方），食事をする環境，さらに使用する食器や食べる姿勢までもが含まれる．これらの食形態はいずれも咀嚼行動と密接に関わっており，ヒトの咀嚼行動は食形態によっていろいろな影響を受ける．とりわけ，摂取する食物の性状や物性は咀嚼行動に大きな影響を及ぼす．一例をあげれば，前歯でかじりとって食物を摂取・咀嚼する場合，硬い食物では，軟らかい食物に比べてかじりとる一口量は少なくなるものの，嚥下までに要する咀嚼時間は有意に延長することが報告されている[1]．また，硬い食物の咀嚼時には軟らかい食物の咀嚼時に比べて有意に大きな閉口筋の筋活動が認められ，より強い咬合力が必要となる[2,3]ことも示されている．

現代人の食生活では「軟食化を好み，以前に比べてあまり噛まなくなった」といわれて久しい．われわれ現代人の食傾向は，咀嚼筋や舌筋を含む"顎口腔系"の健全な機能維持にとってマイナスの影響を与えるのみならず，生活習慣病の危険因子でもある"肥満"の要因にもなる．若年者や中年期の成人を対象とした研究で，早食い傾向のあるの人（eating fast）は，よく噛む人（eating slow）に比べて肥満の指標であるBMI（Body mass index）が有意に高いことが報告されている[4,5]．これらの現況を踏まえて，2009年に厚生労働省は肥満予防の観点から一口30回噛むことを目的とした「噛ミング30」[6]を提唱している．しかしながら，場合によってはすべての食物を意識して30回噛むことは苦痛を感じることもある（たとえばプリンなどの軟らかい食物を意識して30回噛むことは苦痛であり，不可能の場合もある）．そもそもわれわれの食行動（摂食行動）は，根源的な欲求に基づいた本能行動の1つである．したがって，食物を摂取・咀嚼することによって，食行動の本来の目的（生命を維持するために必要な成分や栄養を摂取すること）が達成された場合には，その本能欲求に対する"報酬"としての"満腹感や満足感"が得られ，食行動は完結する．これら一連の食行動は，人はもちろんのこと動物でも無意識のうちに行われている．したがって，常に咀嚼することを意識しながら食事することは本来の本能行動である食行動とはいえず，むしろ咀嚼を意識すること自体が"ストレス"になってしまう場合もある．それ故に，無意識のうちに咀嚼回数が増したり，食事時間が長くなるような食行動を目指すことが重要となる．このためには，食べ方（食事の仕方）が異なると咀嚼行動はどのように変化するのか，食物の状態や形状が変わると咀嚼行動はどのような影響を受けるのかなど，食形態と咀嚼行動との基本的な関係を知ることが大切である．そこで本項では，これらの基本的な関係について以下に概説する．

2 食べ方（食事の仕方）の違いが咀嚼行動に与える影響

現代日本人の家庭での食べ方（食事の仕方）の基本は，伝統的な"箸"を用いる食べ方で，適度な一口量の食物を箸で挟んで口まで運搬する．長い形状の食物（バナナやソーセージなど）を摂取する場合には箸やフォーク等で刺して，場合によっては手で摘まんで口まで運んで前歯で"かじりとる"食行動をとることもある．また，スープやカレーなどを食べる場合には"スプーン"を用い，ステーキを食べる場合には"ナイフとフォーク"を用いる．このように現代日本人の食生活における食べ方の多様性は，外来の食文化を巧みに取り入れながら，それらを家庭料理に加えていくことで伝統的な家庭での食事を再編成してきた結果と考えられている[7]．したがって，現代の日本人は，いろいろな料理や食物を異なる食べ方で食べることにはあまり抵抗感を覚えない国民である．

では，実際に食べ方を変えると，咀嚼回数や咀嚼時間はどのように変化するのであろうか？　市販のレトルトのチキンハンバーグ（約60 g，図12）を12名の成人被験者に"丸かじり"と"ナイフとフォー

ク"を用いて最後まで咀嚼させた場合（図13）の総咀嚼回数，摂取回数，および摂取回数から見積もった一口量について調べた[8]．丸かじり（B）に比べてナイフとフォークを用いた場合には，いずれの被験者でも程度の差はあるものの総咀嚼回数と摂取回数は増加し，一口量は減少する（図14）．12名の被験者で得られた平均値の比較では，丸かじりに比べてナイフとフォークを用いた場合には総咀嚼回数と摂取回数は有意（$p<0.001$）に大きな値を示すが，一口量は有意（$p<0.001$）に小さな値を示した（図15）．図16に被験者ごとの咀嚼時間（左）と12名の被験者で得られた咀嚼時間の平均値（右）を示す．いずれの被験者でも丸かじりに比べてナイフとフォークを用いた場合には，咀嚼時間が有意（$p<0.001$）に延長することがわかる．この丸かじりとナイフとフォークを用いた食べ方で認められた総咀嚼回数や咀嚼時間の有意な変化には，ナイフとフォー

クを用いると「一口量が小さくなる」ことが大きく関わっている．

"おにぎり"と"皮むきリンゴ"の一口量を実験的に変化させた咀嚼研究がある[9]．各被験者の通常一口量の半分（1/2）量の試料と2倍の試料を咀嚼させた場合の一口量あたりの咀嚼回数を調べた結果，一口量を半分にした場合の一口量あたりの咀嚼回数は通常の一口量よりも有意に大きくなる，すなわち，同じ量の食物を咀嚼する場合，一口量を少なくすると総咀嚼回数は有意に増大することが示された．したがって，一口量が少なくなる食べ方（食事の仕方）で食事をすることは，食事に要する総咀嚼回数を増して食事時間は延長する，すなわち"早食いを防ぐ"ことになる．箸を用いて食事をする場合に，一口毎に箸を置いた場合と続けて摂取した場合の咀嚼行動

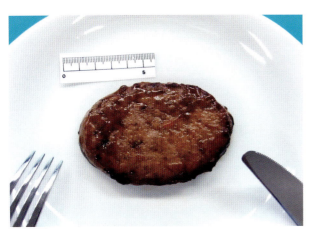

図12 咀嚼試料のチキンハンバーグ

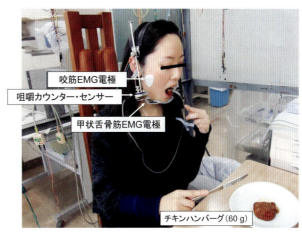

（塩澤光一，他：食べ方の違いがヒトの咀嚼行動に及ぼす影響，日咀嚼誌，22（1）：18〜25，2012．図1を一部改変）

図13 ナイフとフォークによる咀嚼の実験風景
実験はシールドルーム内で行った．EMG：筋電図

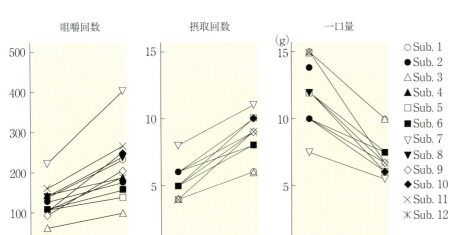

図14 丸かじり（B）とナイフとフォーク（KF）で咀嚼した場合の各被験者の咀嚼回数，摂取回数，一口量

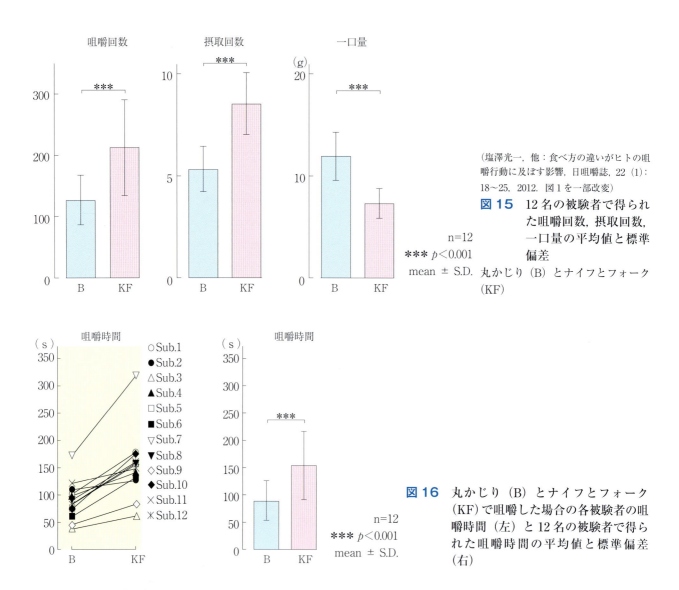

(塩澤光一,他:食べ方の違いがヒトの咀嚼行動に及ぼす影響,日咀嚼誌, 22 (1): 18〜25, 2012. 図1を一部改変)

図15 12名の被験者で得られた咀嚼回数,摂取回数,一口量の平均値と標準偏差

丸かじり (B) とナイフとフォーク (KF)

図16 丸かじり (B) とナイフとフォーク (KF) で咀嚼した場合の各被験者の咀嚼時間(左)と12名の被験者で得られた咀嚼時間の平均値と標準偏差(右)

に及ぼす具体的な影響を調べた研究は見当たらないが,「1回毎に箸を置く食事をする」ことを心がけることで,1回の食事に要する総咀嚼回数や食事時間が延長することは容易に想像できる.このように,一口量は咀嚼行動に大きな影響を及ぼすが,これに加えて一口量を少なくすることは,摂取した食物と唾液との混和が十分に行われて安全に嚥下できる食塊が形成され,誤嚥の予防にもなる.さらに,食物と唾液が混和されていく過程で,食物に含まれる味覚物質が唾液中に多量に溶出し味覚が増強されることも考えられる.また,一口量を少なくすると,一口量が多い場合に比べて咀嚼時に咽頭から鼻腔に逆流する気流の量が有意に増大して,嗅覚が増強される(食物の風味が増す)ことが報告されている[10].

このように,一口量を少なくすることによって,咀嚼する食物の味覚や風味をより強く感じることが可能となり,この結果,報酬系に関わる"満腹感や満足感"の強度が増すことが考えられる.

3 食物の性状や形状が咀嚼行動に与える影響

われわれは日常の食生活において,実に様々な形状や状態の食物を摂取・咀嚼している.摂取した食物を嚥下まで咀嚼する場合の咀嚼回数は食物の物性,特に食物の硬さ(Hardness)によって大きな影響を受ける[11]ことが知られている.一方,日常の食生活において,食物を"食べやすくする工夫(調理法)"も広く行われている.食べやすくする調理法の一つとして,野菜などの茹で時間を長くすること[12]や,食物に"鹿の子切り"のような刻み目(隠し包丁)を入れることなどが行われている.そこで,野菜の茹で時間を変えた場合と刻み目を入れた場合に咀嚼回数がどのように変化するかについて,日常の

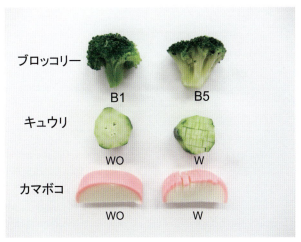

(Shiozawa K. et al.：Influence of boiling time or partial cutting food on the masticatory behavior in humans, J Masticat & Health Soc, 21（1）：40〜48, 2011. Fig 1 を一部改変．)

図17 3種の咀嚼試料（各10 g）

1分間茹でたブロッコリー（B1）と5分間茹でたブロッコリー（B5），刻み目を入れないキュウリ（WO）と入れたキュウリ（W），刻み目を入れないカマボコ（WO）と入れたカマボコ（W）

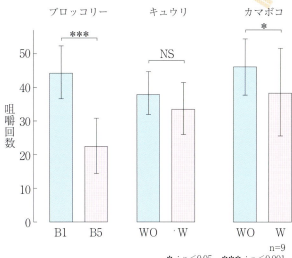

(Shiozawa K. et al：Influence of boiling time or partial cutting food on the masticatory behavior in humans, J Masticat & Health Soc, 21（1）：40〜48, 2011. Fig 3 を一部改変．)

図18 9名の被験者で得られた咀嚼回数の平均値と標準偏差

1分間茹でたブロッコリー（B1）と5分間茹でたブロッコリー（B5），刻み目を入れないキュウリ（WO）と入れたキュウリ（W），刻み目を入れないカマボコ（WO）と入れたカマボコ（W）

食生活が不都合なく営める成人被験者で調べた[13]．

茹で時間の実験にはブロッコリー（10 g）を，また刻み目の実験では，2,3 mm角の刻み目を入れたキュウリとカマボコ（各10 g）を9名の被験者に咀嚼させた（**図17**）．嚥下までの咀嚼回数の平均値は1分間茹でたブロッコリー（B1）に比べて5分間茹でたブロッコリー（B5）では有意（$p<0.001$）に少ない値を示した（**図18**）．また刻み目を入れたカマボコ（W）では刻み目を入れないカマボコ（WO）に比べて有意（$p=0.014$）に少ない値を示したが，キュウリでは刻み目を入れた効果は認められなかった（**図18**）．

一般に，野菜の茹で時間を長くすると野菜の硬さは次第に減少する[12]．したがって，5分間茹でたブロッコリーでの咀嚼回数が減少したのは，長時間茹でたことでブロッコリーの硬さが減少した結果と考えられる．一方，カマボコでは刻み目を入れた効果が認められたが，キュウリでは刻み目を入れた効果が認められなかった．この理由として，カマボコに刻み目を入れると隣同士の結合が失われるためにカマボコ全体の硬さが減少して咀嚼回数が減少するのに対し，キュウリでは刻み目を入れても硬さは変わらず，その結果，キュウリでは刻み目の効果が得られなかったことが考えられる．このように，食べやすくする工夫（ここでは刻み目を入れる調理法）を施しても，必ずしも"食べやすくなるとは限らない食物が存在している"ことを認識しておくことも重要である．

"食べやすくする"目的で「野菜の茹で時間を変える」あるいは「食材に刻み目を入れる」ことなどはいずれも個人が行う調理法であるが，すでに製品として食品会社等が製造・提供した一定の形状や物性を有する食品を摂取する場合，製品の大きさの違いも咀嚼行動に影響を及ぼすことは十分に考えられる．この点を確かめるために，直径の異なる棒状ビスケットを用いて調べた[14]．直径の異なる（3.0〜8.0 mm）長さ110 mmの4種の棒状ビスケットを指で摘まんで，それぞれ被験者に自由に噛み取らせて嚥下まで咀嚼させ，咀嚼開始から嚥下までの咀嚼回数と噛みとった一口量（重量）について調べた．その結果，摂取する棒状ビスケットの直径増大に伴い，咀嚼回数と一口量は有意に増大するが，一口量1 g当たりの咀嚼回数は直径の増大に伴い有意に減少することが示された．この結果は，同じ長さの棒状ビスケットを噛み取って摂取する場合，直径の細いビスケットを摂取すると直径の太いビスケットに比べ

て総咀嚼回数は増大することを示している．このように，一定の形状を有する食物や食品でも，太さや幅などが異なると咀嚼行動に大きな影響を及ぼしている．

4 まとめにかえて

　超高齢社会に突入した今日の日本社会では，"食形態"というと単に摂食嚥下機能の衰えた高齢者に対する"嚥下調整食"に関する概念ととらえられる傾向があるが，本項で概説したように，ヒトの食行動に関わる"食形態"は多様で，とりわけ"食べ方"や"食物の性状や形状"は咀嚼行動に直接関わっている．それゆえ，この咀嚼行動に直接影響する"食べ方"や"食物の性状や形状"に関する情報は，これからの超高齢社会を支えていかなければならない若年者や成人の健康維持にとっても極めて重要である．一例をあげれば，若年者や成人の生活習慣病リスクを高める"肥満"を予防するためには満腹感発現までの総摂取カロリー量をできるだけ少なくすることが重要であり，このためには，噛み応えのある食物を摂取することに加えて，概説したように"一口量"を少なくすることによって咀嚼回数を増加させ，食事時間の延長を図ることが重要である．また前述したように，本能行動である食行動は"満腹感や満足感"をもって報償されなければならない．このためには緊張しないでリラックスして食事できる食環境も重要であり，その意味でも一人で食べる子どもや高齢者の"孤食"の問題は深刻である．また"正しい食べ方"は幼児期に学習によって獲得される行動であり，箸を使う現代日本人の食文化の継承という面からも"食育"や"共食"が重要であることも再認識すべきである．

　このように，"食形態"は単に咀嚼を中心とした食行動以外にも食事の際の精神的な側面，さらに現代の歯科医療をも包括する社会的な側面，また，国際社会と無関係ではいられない現代日本の食文化の変遷などとも密接に関わっていることを心に留めておきたい．

塩澤光一（鶴見大学歯学部生理学講座）

文　献

1) Hiiemae K, Heath MR, Heath G, et al.：Natural bites：Food consistency and feeding behavior in man, Archs Oral Biol, 41（2）：175〜189, 1996.
2) Horio T, Kawamura Y：Effects of texture of food on chewing patterns in human subject, J Oral Rehabil, 16：177〜183, 1989.
3) Shiozawa K, Kohyama K, Yanagisawa K：Influence of ingested food texture on jaw muscle and tongue activities during mastication in humans, Jpn J Oral Biol, 41：27〜34, 1999.
4) Otsuka R, Tamakoshi K, Yatsuya H, et al.：Eating fast leads to obesity：Findings based on self-administered questionnaires among middle-aged Japanese men and women, J Epidemiol, 16：117〜124, 2006.
5) Otsuka R, Tamakoshi K, Yatsuya H, et al.：Eating fast leads to insurin resistance：Findings in middle-aged Japanese men and women, Prev Medi, 46：154〜159, 2008.
6) 歯科保険と食育の在り方に関する検討委員会：歯科保健と食育の在り方に関する検討会報告書「歯・口の健康と食育〜噛ミング30を目指して〜」，2009.
7) 石毛直道：日本の食文化史—旧石器時代から現代まで，岩波書店，東京，2015.
8) 塩澤光一，中道敦子，花田信弘：食べ方の違いがヒトの咀嚼行動に及ぼす影響，日咀嚼誌，22（1）：18〜25, 2012.
9) Nakamichi A, Matsuyama M, Ichikawa T：Relationship between mouthful volume and number of chewis in young Japanese females, Appetite, 83：327〜332, 2014.
10) Ruijschop RMAJ, Zijlstra N, Boelrijk AEM, et al.：Effects of bite size and duration of oral processing on retro-nasal aroma release-features contributing to meal termination, Br J Nutr, 105（2）：307〜315, 2011.
11) Pereira LJ, Gaviao MBD, Van Der Bilt：Influence of oral characteristics and food products on masticatory functions, Acta Odont Scand, 64：193〜201, 2006.
12) 中川弥子，畑江敬子，又井直也，ほか：咀嚼性に基づく食品テクスチャーの評価，日家政学誌，42：355〜361, 1991.
13) Shiozawa K, Koyama K, Hanada N：Influence of boiling time or partial cutting food on the masticatory behavior in humans, J Masticat & Health Soc, 21(1)：40〜48, 2011.
14) Shiozawa K, Ohnuki Y, Mototani Y, et al.：Effects of food diameter on bite size per mouthful and chewing behavior, J Physiol Sci, 66：93〜98, 2016.

第1章 歯科における食育と健康

6 栄養サポートチーム

1 はじめに

最近，栄養不良が創傷治癒や感染防御能に悪影響を与え，合併症を生じやすく，在院日数の延長や死亡率が高くなることが明らかとなってきた(33・34頁4-9, 4-10参照)．栄養不良の患者を適切にスクリーニングし，栄養療法を提供できれば，患者の治療成績が向上し，医療費を少なくすることも期待できる．

栄養管理は，手術などを行う急性期病院では特に重要であり，栄養サポートチーム（Nutrition Support Team；以下NST）と呼ばれる多職種（医師，看護師，薬剤師，管理栄養士など）で構成されるチームを結成し，栄養管理の向上に努めている病院が多い．

2 NSTとは

2010年度の診療報酬改定で，週1回の「NST加算」が新設された．当院をはじめ，それ以前から取り組んでいた医療機関もあったが，保険導入されたことで，届出医療機関数は倍増した（図1）．

NST加算を算定するための施設基準として，所定の研修を修了した「医師，看護師，薬剤師，管理栄養士」の4職種は専任での配置（うちいずれか1名は専従であること）が必要とされ，配置することが望ましい職種として，「歯科医師，歯科衛生士，臨床検査技師，理学療法士，作業療法士，社会福祉士，言語聴覚士」があげられた．

急性期の入院医療を行う一般病棟において，すでに栄養障害のある患者や，栄養管理をしなければ栄養障害を生じるリスクの高い患者を対象とする．チームとして介入することで，原疾患の治癒促進，感染症などの合併症の予防などが期待されている（表1）．そのためには，1）チームでの定期回診，2）カンファレンスでの症例検討，3）栄養治療実施計画の作成，4）退院時までの指導，のほか，他の医療チームとの連携や，職員全体のレベルアップを図るための研修会の企画・開催などが必要である．

3 栄養と免疫能

栄養不良の患者では，末梢血中のリンパ球数が減少し，免疫能が低下することが知られている．栄養状態の指標としてよく使用される血中アルブミン値と組み合わせて，手術の予後予測をする試みもある．

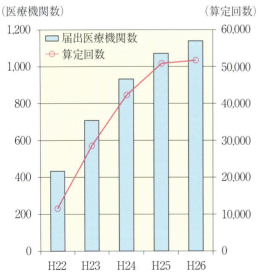

（社会医療診療行為別調査（各年6月審査分）医療課調べ，www.medwatch.jp/?p=6068, accessed 2018.8.4）
図1 NST加算の算定回数・届出医療機関数

表1 NSTの目的の例
　　（施設によって目的は異なる場合がある）

○適切かつ質の高い栄養管理法選択と提供
○経口栄養摂取の推進およびそのための評価・環境整備
○栄養療法による合併症の予防，疾患罹病率・死亡率の減少
○栄養障害の早期発見と栄養療法の早期開始
○栄養素材・資材の適正使用による経費削減
○病院スタッフのレベルアップ
○医療安全管理の確立とリスクの回避
○在院日数の短縮と入院費の節減
○在宅治療症例の再入院や重症化の抑制

表2 SGA（Subjective Global Assessment：主観的包括的評価）

問診・視診・触診などの特別な方法や器具，技術を要さずに行えるものであり，栄養障害の多くはこれによってスクリーニングが可能である．
病歴： ①体重変化（過去6カ月，最近2週間） ②食物摂取状況の変化（量・内容を平常時と比較） ③消化器症状（食欲，嘔吐，下痢など） ④ADL（日常生活動作）の状態 ⑤疾患と栄養必要量との関係
身体所見： ①皮下脂肪の損失状態 ②筋肉の損失状態 ③浮腫（下腿，仙骨部） ④腹水の有無

体格指数（BMI：body mass index）
　BMIは肥満の判定に用いられる身体指標であり，臨床の現場で広く用いられる．
　BMI：体重（kg）/身長（m）^{2}
　評価：やせ＜18.5≦正常＜25≦肥満
体重減少率（％LBW：loss of body weight）
　ある期間において通常時体重から患者の現体重が減少していた場合，％LBWを算出することによってその期間に起きた栄養障害の程度を評価することができる．
　％LBW＝（健常時体重－現在の体重）/健常時体重×100
　栄養障害：軽度：5％　中等度：10％，高度：10％以上

図2 身体計測の例

（例）小野寺らの予後栄養指数（PNI：prognostic nutritional index）[1]

PNI＝（10×血中アルブミン）＋（0.005×リンパ球数）

PNI≦40：切除吻合禁忌，40＜PNI：切除吻合可能

血中アルブミンが3.1 mg/dL，白血球4,000/μL，リンパ球分画35％，であれば，リンパ球数は1,400，PNI＝（10×3.1）＋（0.005×1,400）＝31＋7＝38となり，手術は危険と判定される．

4 NSTにおける歯科の役割

前述のように，2010年度の「NST加算」の新設時には，「歯科医師，歯科衛生士」は配置することが望ましい職種としてあげられた．NSTに歯科医師が参加することで，「口腔の状態が改善し，食事の経口摂取が可能となる」，「栄養摂取量が増加」，さらには「在院日数の短縮」などの効果があることが認められるようになり，2016年度の診療報酬改定では「歯科医師連携加算」が新たに加わった．

NSTに歯科が参画することで，
1) 口腔の診査の質の向上（歯垢の見落としや要治療歯の有無のチェックなど）
2) 口腔清掃の方法，口腔乾燥対策，義歯の使用や管理方法などについて，患者本人や看護師などへの指導や助言
3) 歯科医療専門職による専門的清掃や歯科治療の必要性（緊急度も含む）の判断
4) 食形態や咀嚼・嚥下機能の評価

などが期待されている．

5 NSTで歯科医療職が知っておくべき事項

NSTのような多職種で構成されるチームに参加する際に，歯科が期待されていることは前項の通りであり，これらは歯科医療職が日常的に実践している内容であるため，必ずしも難しくないであろう．しかしながら，他の構成メンバーとの「共通言語」として，原疾患の病態，栄養状態の評価，栄養療法の種類や選択に関する最低限の知識がないと，チームでの期待に応えることが難しい場面がある．ここでは，栄養状態の評価と栄養療法の種類と実際について，簡単に解説する．

1）栄養状態の評価

栄養療法を開始するかどうかは，スクリーニングによって抽出された患者を詳細に評価し，栄養状態の程度を判定して決定する．

栄養状態は，主観的な評価法であるSGA（Subjective Global Assessment：**表2**）と，客観的な評価法であるODA（Objective Data Assessment）を適宜組み合わせて評価する．

ODAにおける身体計測によって得られた各種の数値から，エネルギー貯蔵量や身体構成成分を評価することができる（**図2**）．身長・体重以外に，上腕周囲長（体脂肪量と筋肉量を合わせた指標），上腕三

表3 RTP

	半減期	指標
プレアルブミン（PA）	2日	栄養療法の効果判定の指標となる． 肝細胞障害の指標ともなる．
レチノール結合蛋白（RBP）	0.5日	短期の栄養状態を感度よく示す． 腎機能や肝胆道系疾患の指標ともなる．
トランスフェリン（Tf）	7日	著しい栄養障害では低値を示すが，血清鉄の状態による影響を受けやすい．

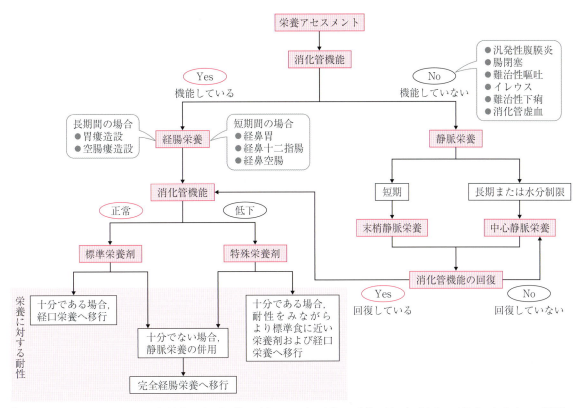

（A.S.P.E.N：Board of Directors. Guidelines for the Use of Parenteral and Enteral Nutrition in Adult and Pediatric Patients. JPEN, 17：7SA, 1993. より転載）

図3 ASPENガイドライン[2]

頭筋皮下脂肪厚（体内の皮下脂肪蓄積の状態を反映し，エネルギー貯蔵量の指標）などを計測する．

血液検査や尿検査など臨床検査は患者の体内状況を鋭敏に示し，臨床症状が出現する前に変動するため，潜在的栄養障害などを把握することができる．

血液検査では，低栄養状態を評価する上で基本となるアルブミンを測定する．しかし，アルブミンの半減期は21日であり，数週間かけて変化するものであるため，短期間での栄養状態の変化を評価することはできない．栄養療法を行ってその治療効果を確認し，経過に合わせて栄養療法を微調整するには，アルブミンよりも半減期が短いRTP（Rapid Turn-over Protein）を測定するのが有効である（表3）．

タンパク質の代謝産物（尿素，尿酸，クレアチニン，アンモニアなど）には窒素が含まれており，尿中に排泄された窒素量（尿素窒素，クレアチニン，3-メチルヒスチジンなど）を測定することで，タンパク質代謝の指標とすることができる．

2）栄養療法の実際

（1）エネルギーの投与経路

栄養の投与経路には大きく分けて経腸と経静脈，経腸はさらに経口と経管に分類できる．患者の消化器機能の状態や栄養療法の施行期間などに応じて，

> BEEは呼吸や心拍，体温の維持など生命維持のために必要なエネルギー量である．近似値的にHarris-Benedictの式により計算される．
> 男性：66.47＋(13.75×体重)＋(5.00×身長)−(6.78×年齢)
> 女性：655.14＋(9.56×体重)＋(1.85×身長)−(4.68×年齢)
> 平均BEEは約25 kcal/kg/日

図4 基礎エネルギー消費量（BEE：basal energy expenditure）

> 必要なエネルギー量は対象者の身体活動の程度や，傷害や疾病といったストレスの程度によって異なる．エネルギー必要量は身体活動やストレスといった因子を考慮して必要なエネルギー量を算出したものである．
> エネルギー必要量＝BEE×活動係数×ストレス係数
>
> **活動係数**[2]
> 活動レベルが寝たきりから通常の生活に至るまで割り振られており，活動レベルが活発になるほど数字は高くなる．
>
> | | |
> |---|---|
> | 寝たきり（意識低下状態） | 1.0 |
> | 寝たきり（覚醒状態） | 1.1 |
> | ベッド上安静 | 1.2 |
> | ベッド外活動 | 1.3～1.4 |
> | 一般職業従事者 | 1.5～1.7 |
>
> **ストレス係数**[2]
> 疾病の重症度によって数値が割り振られており，疾病の重症度が重くなれば数値は高くなる．
>
> | | |
> |---|---|
> | 術後（合併症なし） | 1.0 |
> | 小手術 | 1.2 |
> | 中等度手術 | 1.2～1.4 |
> | 大手術 | 1.3～1.5 |
> | 長管骨骨折 | 1.1～1.3 |
> | 熱傷 | 1.2～2.0 |
> | 発熱（1℃ごと） | ＋0.1 |
>
> 例えば，BEEが1,250 kcalで，ベッド上安静の患者に対して，下顎骨骨折の観血的整復固定術などの手術を行った場合，必要な総エネルギー必要量はTEE＝1,250 kcal×1.2×1.2＝1,800 kcalとなる．

（日本静脈経腸栄養学会編：コメディカルのための静脈経腸栄養ハンドブック，南江堂，128～133（表7は132頁より引用，表8は132頁より改変引用），2008）

図5 エネルギー必要量

適切な栄養療法を選択する必要があり，その選択の指標としてはASPENのガイドライン（図3）[2]が重要な指針として用いられることが多い．

（2）エネルギーの必要量

大まかなエネルギー必要量は，「エネルギー必要量（kcal/日）＝25～35 kcal/日×体重（kg）」という簡易法で推定できるが，患者の状態に合わせて適切なエネルギー量を計算するには，一般的にはHarris-Benedictの式を用いて基礎エネルギー消費量（BEE）を計算し（図4），そこに活動係数とストレス係数を乗じて総エネルギー必要量（TEE）を算出する（図5）[3]．

（3）投与栄養素の配分

適切なエネルギー必要量を求めた後，そのエネルギー必要量を満たすように，タンパク質，脂肪，糖質といった各栄養素を適切な配分で投与する（表4）[4]．経腸栄養剤には，さまざまな組成の製品があり，糖尿病患者に対しては糖質エネルギー比率の少ない製品，腎疾患患者に対しては蛋白質量を抑えた製品というように，病態に合わせて適切な栄養剤を選択する．また，患者の消化吸収機能に応じた窒素源（タンパク質）の状態によって分類することもできる（表5）．

表4 投与栄養素の配分[4]

栄養素	配分量と留意点
タンパク質 (g)	ストレスの程度に応じて 0.8〜2.0 g/kg/日 ストレス下では総エネルギー必要量の20%にする
脂肪 (kcal)	総投与量の10〜20%,糖尿病やCOPDでは30〜50% 脂肪の最大投与量は 1.5 g/kg/日
糖質 (kcal)	炭水化物（糖）＝総投与量－タンパク質投与量（kcal）－脂肪投与量（kcal） 最低 100 g/日のブドウ糖が必要 ブドウ糖の投与速度は 5 mg/kg/分以内

（八木雅夫：各栄養の投与量の決定基準，東口髙志編；NST完全ガイド改訂版 経腸栄養・静脈栄養の基礎と実践，43，照林社，2009．より転載）

表5 経腸栄養剤の分類

経腸栄養剤	特徴	製品例
半消化態栄養剤	窒素源がタンパク質 栄養の吸収を行うために消化の過程を経る必要があるため，消化管が正常に機能している必要がある	ラコール® エンシュアリキッド®
消化態栄養剤	窒素源がアミノ酸または低分子ペプチド 消化能が低下している症例にも適応できる	ツインライン®
成分栄養剤	窒素源がアミノ酸のみ 消化吸収能の低下している患者や胆・膵疾患患者や短腸症候群，炎症性腸疾患などに用いられる．	エレンタール®

6 経口摂取を目指して歯科ができること

経口摂取は最も生理的な栄養摂取経路であり，栄養的な面だけでなく，味わう，楽しむ，というようなQOLの面からも「口から食べる」ことが大切であることはいうまでもない．経口摂取が可能となるためには，口腔環境が整備されていることが望ましい．そのためには，狭義の口腔ケアとされる口腔清掃だけでは限界があり，歯科治療も含めた包括的な介入によって口腔機能を維持・向上させる「オーラルマネジメント」を意識することが重要である．

オーラルマネジメントとは，狭義の口腔ケアとされる口腔清掃（Cleaning），咀嚼や嚥下のリハビリ（Rehabilitation）的な介入に加えて，患者・家族や医療従事者への教育（Education），的確な評価（Assessment），さらには抜歯や義歯の調整などの歯科治療（Treatment）の各要素が揃うことが重要であり，CleaningからTreatmentまでの5つを適切に達成できれば，おいしく食べる（Eat）もしく

C (Cleaning)	口腔清掃（狭義の口腔ケア）
R (Rehabilitation)	咀嚼や嚥下のリハビリ的な介入
E (Education)	患者・家族や医療従事者への教育
A (Assessment)	的確な評価
T (Treatment)	抜歯や義歯の調整など
E (Eat・Enjoy)	食べる，楽しむ

図6 オーラルマネジメントの構成要素 CREATE

は，楽しむ（Enjoy）ことが可能となる，という概念である[5]（図6）．CleaningからEatもしくはEnjoyまでの頭文字6つを順に並べるとCREATEで，「食べられる口をCREATE（つくる）」がオーラルマネジメントの目標である．

7 NSTで歯科がすべきこと

前述したように，歯科はNSTの活動の中で，1) 口腔診査の質の向上，2) 口腔清掃の方法などについて，患者本人や看護師などへの指導や助言，3) 専門

的清掃や歯科治療の必要性の判断，4）食形態や咀嚼・嚥下機能の評価，などにおいて重要な役割を果たす．

オーラルマネジメントの構成要素であるCREATEに当てはめて考えると，CREATEの真ん中のEとA，つまり教育と評価が重要である．

口腔の問題点への対応が可能なのは歯科のみであり，歯科医療関係者はNST対象患者の「オーラルマネジメント」を行う必要がある．チーム回診の中で，C（口腔清掃）をして回る，あるいはR（嚥下リハビリ）やT（歯科治療）をする時間はないため，その必要性があるか否かを評価する．

口腔が非常に汚染されているような場合には，A（評価）のための前処置として口腔清掃をすることは悪くないが，担当看護師に口腔清掃の方法を見せながら指導する，というようなE（教育）の視点を忘れてならない．

8 専門職による口腔の評価

口腔の評価は，清掃・リハビリ・治療の全てのベースになるものであり，そこから教育の計画も立案される．評価においても，口腔の専門職（必ずしも歯科を意味しない）によるもの，非専門職によるものがあり，難易度や危険性の有無に差がある．例をあげれば，嚥下リハにおけるビデオ内視鏡（VE）や嚥下造影（VF）などの検査は，リスクも伴うため専門職でないと困難であるのに対し，口臭の有無の評価なら安全で，誰でも可能である．

また，専門職による評価においては，評価に基づく診断，さらには治療の可否などの判断力を要求される場合がある．歯科用パノラマエックス線写真や歯周病検査の結果などを見て，歯科治療の必要性を判断できるのは「歯科医師，歯科衛生士ならでは」であり，歯肉出血時の歯ブラシの使用や，動揺歯を抜歯すべきかどうか，などがその代表例である．

NSTに歯科専門職が参画していれば，チーム回診の中で評価し，問題が解決可能な場合もあるが，必要であれば追加の検査，専門医への対診などを担当医に指示する．

9 非専門職による口腔の評価

口腔を専門としない職種は口腔の状態をバイタルサイン的に捉えて，「清浄度」と「湿潤度」の2つを経時的に評価するとよい．これには，治療や専門的介入の必要性を判断するための口腔アセスメントチャートCOACH（Clinical Oral Assessment Chart）の使用が便利である（図7）[5]．中でも「口臭」は，清浄度と湿潤度の両者を反映する重要な評価項目であり，「口腔乾燥度・唾液」とともに常にモニタリングすべき項目である．COACHの各項目に改善傾向がないか，悪化すれば，口腔の専門職にアセスメント・治療を依頼する．

清浄度と湿潤度は口腔のバイタルサインであり，口腔環境の整備のためには，「きれいにして保湿」の2つを押さえることがポイントである．湿潤度は，COACHの「口臭」と「口腔乾燥度・唾液」をモニタリングする．いずれも主観的な評価であるが，簡便であるので臨床に取り入れやすい．

経口摂取の制限などによって唾液分泌が減少し，口腔乾燥を認める場合は湿潤度が低下している．これが持続するとバイオフィルムを含めた汚染物が歯や粘膜に固着しやすくなり，汚染物が固着すると，その除去に時間を要する．清浄度を高めた上でCOACHでの口腔乾燥度をモニタリングし，湿潤度が低下しないように口腔清掃の時間間隔を設定し，保湿を図ることを，NST回診においても助言すべきである．

10 保湿の方程式

口腔の湿潤度を維持するためには，唾液が適度に分泌され，口唇を閉鎖して水分が蒸発しない状況が望まれる．NSTの対象となる患者では，禁食や脱水，薬剤の副作用などで唾液の分泌が低下していることが多く，経口気管挿管による閉口困難，発熱，低湿度環境などによって，口腔から水分が蒸発しやすい（表6）．そこで，対症療法として「保湿」するためには，唾液の代わりに「加湿」，マスクの装着や湿潤ジェルによる「蒸発予防」を図る．つまり，「保湿の方程式」として，「保湿＝加湿＋蒸発予防」と考えると湿潤度を維持しやすい．

	◯ 問題なし 現状のケア方法を継続	△ 要注意 改善がなければ専門職へのアセスメントの依頼を検討	✕ 問題あり 治療，専門的介入が必要
開口	・ケア時に容易に開口する	・開口には応じないが，徒手的に2横指程度開口可	・くいしばりや顎関節の拘縮のため開口量が1横指以下
口臭	・なし	・口腔に近づくと口臭を感じる	・室内に口臭由来の臭いを感じる
流涎	・なし	・嚥下反射の低下を疑うが流涎なし	・あり（嚥下反射の低下による）
口腔乾燥度・唾液	・（グローブをつけた）手指での粘膜の触診で抵抗なく滑る ・唾液あり	・摩擦抵抗が少し増すが，粘膜にくっつきそうにはならない ・唾液が少なく，ネバネバ	・明らかに抵抗が増して，粘膜にくっつきそうになる ・唾液が少なく，カラカラ
歯・義歯	・きれいで歯垢・食物残渣なし ・動揺する歯がない	・部分的に歯垢や食物残渣がある ・動揺歯があるがケアの妨げにならない程度	・歯垢や歯石が多量に付着 ・抜けそうな歯がある
粘膜	・ピンクで潤いがある ・汚染なし	・乾燥・発赤など色調の変化あり	・自然出血・潰瘍・カンジダを認める ・気道分泌物・剝離上皮・凝血塊などが目立って強固に付着
粘膜 舌	・適度な糸状乳頭がある	・糸状乳頭の延長（舌苔），消失（平滑舌）	
粘膜 口唇	・平滑（亀裂なし）	・亀裂あり，口角炎	
粘膜 歯肉	・引き締まっている（スティップリング）	・腫脹，ブラッシング時に出血	

（岸本裕充：COACH（Clinical Oral Assessment Chart）．岸本裕充編．口腔アセスメントカード，2，学研メディカル秀潤社，東京，2013．より引用）

図7 COACH（臨床的口腔評価指針）

表6 口腔乾燥症の原因

唾液分泌の減少	
唾液腺の機能は正常	唾液腺の機能低下
・禁食：静脈栄養，経管栄養 ・咀嚼障害：歯痛，義歯不適合など ・脱水：下痢，嘔吐，発熱，高血糖など ・薬剤の副作用	・頭頸部癌放射線治療 ・自己免疫疾患（Sjs）* ・加齢
乾燥を助長	
・口呼吸（鼻閉），開口状態，挿管 ・発熱 ・低湿度環境	

*Sjs：シェーグレン症候群

加湿には生理食塩水などをスプレーするのが有効で，過剰な洗口は唾液の希釈・喪失を招く．湿潤ジェルは，蒸発予防のために，薄く膜を作るイメージで塗り広げるのが正しい使い方である．厚く塗ると，ジェル自体が硬くなる，もしくはジェルが[6,7]水分を吸湿し，逆効果となる．

11 誤嚥を疑う症例の評価

NSTにおいては治療が必要な患者をピックアッ

表7 誤嚥のスクリーニングテスト

- 反復唾液嚥下テスト（RSST）
- 水飲みテスト（WST）
- 改訂水飲みテスト（MWST）
- フードテスト（FT）

プして，専門家に治療を依頼することが最も重要であり，対象の患者が安全に食事を摂取できるか否かを判定する必要がある．また誤嚥の危険性を簡便に判定する方法として誤嚥のスクリーニングテストが有用である（**表7**）．

12 義歯を積極的に活用

「経口摂取していないので，それまで使用していた義歯を外している」という状況は，嚥下の面からも望ましくない．歯の喪失で失った機能を，すべて義歯で回復できるわけではないが，歯は咀嚼のみならず嚥下にも関連しており，歯を喪失した部分を義歯で補綴することは重要である．

歯（列）や義歯は，嚥下の準備期における食塊形成，口腔期における搾送運動にも必要なほか，咽頭期においては，舌骨が舌骨上筋群によって喉頭とともに挙上され，喉頭蓋が翻転して喉頭を閉鎖する際に，「下顎を固定する」というきわめて重要な役割を果たす．無歯顎で義歯を装着していない場合，舌を上下の顎堤間に挟むように介在させて下顎を固定しているとされ，嚥下にも不利な状況である．

13 義歯を応用した装置

咀嚼・嚥下障害患者に対する歯科治療として，舌機能低下に対する代償的治療法である舌口蓋接触補助床（palatal augmentation prosthesis＝PAP）および軟口蓋挙上装置（palatal lift prosthesis＝PLP）がある．

PAPとは，舌運動の制限によって舌が口蓋に接触できないことから生じる咀嚼・嚥下障害や構音障害を改善することを目的とした装置である．舌の運動障害を有する患者に用いることで食塊を形成しやすくなり，咀嚼・嚥下障害の改善や，舌の口蓋への接触による構音障害の改善も見込める．

一方，PLPを装着することは，脳血管障害後などで鼻咽腔閉鎖不全を生じている患者に対し，鼻咽腔閉鎖機能の改善だけではなく発声発語機能および構音機能の改善に寄与できる．PAP，PLPともに，装置による副作用は少なく，有効と思われる症例に対しては積極的に用いるべきである．

14 おわりに

NSTはチーム医療であり，異なる職種とのコミュニケーションが必要となる．異なる職種とコミュニケーションを行うには栄養療法に関する基本的な知識が必要であり，さらに多職種の間で共通理解を深めるには多職種で開催するミーティングへ参加するなどして意見の交換を行うことも大切である．

堀井宣秀，定兼亜弓，岸本裕充
（兵庫医科大学歯科口腔外科学）

文　献

1) 小野寺時夫：進行消化器癌に対する抗癌剤療法と栄養指標，JJPEN．8：167〜174，1986．
2) A. S. P. E. N：Board of Directors. Guidelines for the Use of Parenteral and Enteral Nutrition in Adult and Pediatric Patients, JPEN, 17：7SA, 1993.
3) 日本静脈経腸栄養学会編：コメディカルのための静脈経腸栄養ハンドブック，南江堂，128〜133，東京，2008．
4) 東口髙志編：NST完全ガイド 栄養療法の基礎と実践，42，照林社，東京，2005．
5) 岸本裕充：COACH(Clinical Oral Assessment Chart)，岸本裕充編，口腔アセスメントカード，2，学研メディカル秀潤社，東京，2013．
6) 岸本裕充，大石善也，永長周一郎，他：口腔ケアからオーラルマネジメントへ ─医科歯科連携の重要性─，日本医事新報，4459：54〜58，2009．
7) 岸本裕充：口腔乾燥，若林秀隆，藤本篤志編著；サルコペニアの摂食・嚥下障害 リハビリテーション栄養の可能性と実践，208〜212，医歯薬出版，東京，2012．

第1章　歯科における食育と健康

特定保健用食品

1　食品の機能性表示制度[1]

　食生活の多様化や健康に対する関心の高まりを背景に「健康食品」が注目されるようになってきた．一般に，健康食品とは「健康の保持増進に資する食品全般」を指すものと考えられているが，法律上の定義がないため，多種多様な健康食品が流通しており，健康の保持増進に資する根拠のレベルも様々である．健康に関わる食品の有用性が注目され，医薬品ほどではないが，食品由来の成分で，健康の保持増進に役立つ栄養素・非栄養素成分に関する研究が活発に行われるようになり，食生活を通してより積極的に健康の保持増進に寄与することが期待されるようになってきた．

　そこで，消費者が安心して食生活の状況に応じた食品の選択ができるよう，適切な情報提供をすることを目的として，平成3年に栄養改善法施行規則が改正され，医学・栄養学的根拠に基づいて人の健康にある種の効果が期待できると認められた食品が「特定保健用食品」として「特別用途食品」の一つのカテゴリーとして位置づけられ，健康との関わりを容器包装に表示できることとなった．平成14年に栄養改善法は廃止されたため，現在では根拠法は健康増進法となっている．

　平成13年には，栄養成分について一定の基準を満たした場合に，その栄養成分のもつ健康に関わる機能を表示することができる「栄養機能食品」が新たに設定され，「特定保健用食品」と「栄養機能食品」とからなる保健機能食品制度が創設された．平成15年の健康増進法の改正により，食品の健康保持増進の効果などについて，虚偽または誇大な広告を禁止する規定が盛り込まれた．平成17年には，「特定保健用食品」が見直され，特定保健用食品の有効性の科学的根拠のレベルには届かないものの，一定の有効性が確認される食品について，限定的な科学的根拠である旨を表示することを条件として許可する「条件付き特定保健用食品」や，特定保健用食品としての許可実績が十分あるなどの科学的根拠が蓄積されている食品について，規格基準により許可する「特定保健用食品（規格基準型）」が設けられた．また，関与成分の疾病リスク低減効果が医学的・栄養学的に確立されている場合，「特定保健用食品（疾病リスク低減表示）」として疾病リスク低減表示が認められた．平成21年に消費者庁が発足したことに伴い，「特別用途食品」，「特定保健用食品」，「栄養機能食品」の取り扱いは，平成21年9月1日に厚生労働省から消費者庁に移管された．

　さらに，食品を摂取する際の安全性および消費者の自主的かつ合理的な食品選択の機会を確保するため，食品衛生法，JAS法および健康増進法の食品の表示に関する規定を統合して平成27年4月1日に食品表示法が施行され，食品の表示が包括的かつ一元的に規定されることとなった．これにより機能性をわかりやすく表示した商品の選択肢を増やし，消費者が商品の正しい情報を得て選択できるよう，「機能性表示食品」が保健機能食品制度に加えられた．

　機能性表示食品制度により，食品の安全性および機能性に関する一定の科学的根拠に基づき，事業者の責任において消費者庁長官に届け出れば，特定の保健の目的が期待できる旨の表示を行うことが可能となった．

　現在，保健機能食品制度は，「特定保健用食品」，「栄養機能食品」，「機能性表示食品」の3種類からなり，機能性の表示が認められている（**図1**）[2]．これらの保健機能食品は，栄養成分または機能性関与成分の機能に関する表示とともに，1日当たりの摂取目安量，摂取方法，注意喚起などの表示が義務づけられている．一方，保健機能食品は，健康の維持・増進への働きを表示しているが，あくまで食品であり医薬品ではないため，病気の「治療効果」や「予防効果」を暗示する表示や特定の疾患を対象とした表示はできない．特定保健用食品の法的な位置づけ

医薬品 (医薬部外品を含む)	保健機能食品 (機能性の表示ができる)			一般食品 (いわゆる「健康食品」 を含む)
	栄養機能食品 (規格基準型)	特定保健用食品 (個別許可型)	機能性表示食品 (届出型)	
	栄養成分機能 栄養機能成分	許可証票 保健用途 関与成分	届出表示(機能性) 機能性関与成分	
	1日摂取目安量・摂取方法・注意喚起			
	主な表示内容			

(日本健康・栄養食品協会 HP, http://www.jhnfa.org/tokuho-0.html より引用)

図1 保健機能食品の分類

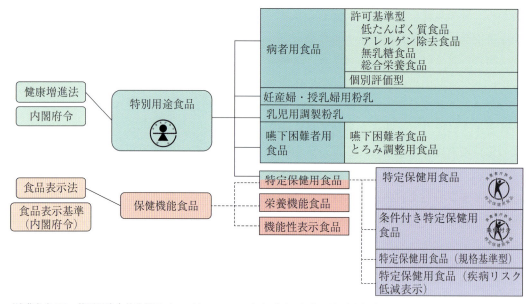

(消費者庁 HP, 特別用途食品分類図, http://www.caa.go.jp/policies/policy/food_labeling/health_promotion/pdf/health_promotion_170511_0001.pdf より引用)

図2 特定保健用食品の法的な位置づけ

を図2に示す[2,3].

2 特別用途食品

特別用途食品は，国民の栄養状態の改善を図るという見地から，健康に及ぼす影響が大きく，かつ，特に適正な使用が必要な者に用いる食品を対象とした食品である．病者用，妊産婦用，授乳婦用，乳児用，嚥下困難者用の発育，健康の保持・回復などに適するという特別の用途に適する旨を表示するもので，その表示について消費者庁の許可を受ける必要がある．

特別用途食品は，病者用食品，妊産婦・授乳婦用粉乳，乳児用調整粉乳，嚥下困難者用食品，特定保健用食品に分類され，病者用食品は，許可基準がありその適合性が審査される許可基準型と許可基準がなく個別に評価を行う個別評価型がある（図2）．

3 保健機能食品

保健機能食品制度は，特定の保健の目的が期待できる（健康の保持増進に役立つ）食品についてその機能を，また，国の定めた栄養成分については，一定の基準を満たす場合にその栄養成分の機能を表示することができるようにする制度である．特定保健用食品は個別許可型，栄養機能食品は規格基準型，

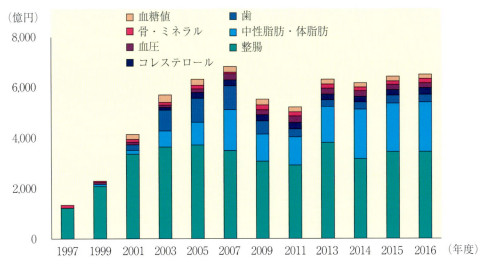

（公益社団法人　日本健康・栄養食品協会のHPより特定保健用食品の市場規模の推移（図1）と保健の用途別市場構成の推移（図2）を合体改変し引用．http://www.jhnfa.org/tokuho2016.pdf）

図3　特定保健用食品の市場規模と保健用途別構成の推移

機能性表示食品は届出型である．

1）特定保健用食品（トクホ）

　食品には3つの役割があるといわれている．生命維持のための一次機能（栄養），食事を楽しむ二次機能（味覚）および疾病予防や回復など健康を維持する三次機能（体調調整）である．特定保健用食品は三次機能に注目した食品である．

　特定保健用食品は，身体の生理学的機能や生物学的活動に影響を与える保健機能成分（関与成分）を含んでおり，食生活において利用することで特定の保健の用途（血圧や血中のコレステロールなどを正常に保つことを助けたり，お腹の調子を整えることに役立つなど）が期待できる旨を表示する食品で，個別に国の審査を受け許可を得る必要がある．特定保健用食品の許可が得られた食品には許可証票（図2）が付される．2016年度の特定保健用食品の累積の許可品目数は1,200件を超えており，その市場規模も約6500億円と推定されている[4]．特定保健用食品の市場規模の推移と保健用途別の構成の推移を図3に示す[4]．

（1）特定保健用食品に関わる許可等の要件

　特定保健用食品は，食生活の改善が図られ，健康の維持増進に寄与することが期待できるものであって，以下の要件に適合するものと定められている[5]．

①食品または関与成分について，表示しようとする保健の用途に関わる科学的根拠が医学的，栄養学的に明らかにされていること．

②食品または関与成分についての適切な摂取量が医学的，栄養学的に設定できるものであること．

③食品または関与成分が安全なものであること．

④関与成分について，次の事項が明らかにされていること．ただし，合理的理由がある場合は，この限りではない．

　a．物理学的，化学的および生物学的性状ならびにその試験方法

　b．定性および定量試験方法

⑤食品または関与成分が，ナトリウムもしくは糖類などを過剰摂取させることとなるものまたはアルコール飲料ではないこと．

⑥同種の食品が一般に含有している栄養成分の組成を著しく損なったものでないこと．

⑦日常的に食される食品であること．

⑧食品または関与成分が，「専ら医薬品として使用される成分本質（原材料）リスト」に含まれるものでないこと．

（2）特定保健用食品の表示義務

　特定保健用食品の包装容器には，以下の内容を表示することが義務づけられている[5]．

①商品名

②消費期限または賞味期限

③保存の方法

④製造所所在地

⑤製造者氏名（法人にあっては，その名称）

⑥許可証票
⑦許可を受けた表示の内容
⑧栄養成分の量,熱量,原材料の名称
⑨特定保健用食品である旨
⑩内容量
⑪1日当たりの摂取目安量
⑫摂取の方法
⑬摂取をするうえでの注意事項
⑭バランスの取れた食生活の普及啓発を図る文言
⑮関与成分について栄養素等表示基準値が示されているものにあっては,1日当たりの摂取目安量に含まれる当該関与成分の栄養素等表示基準値に対する割合
⑯その他

国民の健康づくりにおいては,一人ひとりがバランスの取れた食生活を送ることが重要である.過度に「健康食品」に期待し,偏重して摂取する傾向を是正し,バランスの取れた食生活に関する普及啓発を図るため,「食生活は,主食,主菜,副菜を基本に,食事のバランスを」の表示が義務づけられている.

(3) 特定保健用食品

健康増進法による許可や承認を受けて,食生活において特定の保健の目的で摂取する者に対し,その摂取により当該保健の目的が期待できる旨の表示をする食品をいう.対象となる保健用途は,「整腸」,「コレステロール」,「中性脂肪・体脂肪」,「血糖値」,「血圧」,「骨・ミネラル」,「歯」に分類される(**表1**)[6].「歯」には「歯ぐき」を対象とした食品も含まれる.2016年の保健用途別市場規模の構成比は,「整腸」が52.9％と最も多い[4].次に「中性脂肪・体脂肪(中性脂肪+体脂肪,体脂肪+コレステロール,血糖値+中性脂肪を含む)」が約30％で続いている.2016年度は,「歯(歯ぐきを含む)」を対象とした食品の市場規模は全体の4.6％であった.「歯」を対象とした特定保健用食品は,1999年度に初めて登場し,2005年度には全体の15.3％まで増加したが,その後減少し,この数年は4％台で推移している.「歯(歯ぐきを含む)」に関連するものとして特定保健用食品に利用されている成分としては,下記のようなものがある[2].

①パラチノースと茶ポリフェノール
②マルチトールとパラチノースと茶ポリフェノール
③マルチトールと還元パラチノースとエリスリトールと茶ポリフェノール
④マルチトール
⑤キシリトールとフクロノリ抽出物(フラノン)とリン酸―水素カルシウム
⑥カゼインホスホペプチドアモルファスカルシウムホスフェート(CPP-ACP)
⑦リン酸化オリゴ糖カルシウム(POs-Ca)
⑧キシリトールとマルチトールとリン酸―水素カルシウムとフクロノリ抽出物(フラノン)
⑨緑茶フッ素
⑩カルシウムと大豆イソフラボンアグリコン
⑪ユーカリ抽出物(マクロカルパールC)
など

「歯を丈夫で健康にする」や「むし歯の原因にならない」など,う蝕をターゲットにしたものがほとんどだが,歯周病(「歯ぐきの健康を保つ」)をターゲットとしたものも2品が特定保健用食品として許可されている.

(4) 条件付き特定保健用食品

国民に対して正確で十分な情報提供を推進するため,特定保健用食品に要求している科学的根拠のレベルには届かないものの,一定の科学的根拠が存在する食品については,当該科学的根拠が必ずしも確立しているわけではない旨の表示を付けることを条件として,身体の構造または機能に影響を及ぼすことを目的とする表示を認められたものを条件付き特定保健用食品という.「根拠は必ずしも確立されていませんが」および「(特定の保健の用途に適する)可能性がある食品です」という条件文を付した表示とすることになっている.

条件付き特定保健用食品としての有効性を認められる場合は,以下のとおりである[5].

①無作為化比較試験において,危険率5％以下で統計的処理を行っても有意差は出ないが,同10％以下とすると有意差が出るもの.
②非無作為化比較試験において,危険率5％以下で統計的処理を行った結果有意差が出るもの.
③作用機序に関する試験が適切になされているものの,作用機序が明確にならなかった場合(た

表1 特定保健用食品に表示できる保健の用途と主な関与成分

		表示例	代表的な関与成分
整腸		お腹の調子を整えます． お通じの気になる方に適しています．	各種オリゴ糖，ラクチュロース，ビフィズス菌，各種乳酸菌，食物繊維（難消化性デキストリン，ポリデキストロース）等
コレステロール		コレステロールの吸収を抑える働きがあります． コレステロールが高めの方に適しています．	キトサン，大豆たんぱく質，リン脂質結合大豆ペプチド，植物性ステロール，低分子化アルギン酸ナトリウム，茶カテキン等
中性脂肪・体脂肪		体脂肪が気になる方に適しています． 食後の血中中性脂肪の上昇を抑えます．	グロビンタンパク分解物，中鎖脂肪酸，茶カテキン，EPAとDHA，ウーロン茶重合ポリフェノール，コーヒー豆マンノオリゴ糖，ベータコングリシニン，難消化性デキストリン，クロロゲン酸類，モノグリコシルヘスペリジン，ケルセチン配糖体等
血糖値		糖の吸収を穏やかにします． 食後の血糖値が気になる方に適しています．	難消化性デキストリン，小麦アルブミン，グアバ葉ポリフェノール，L-アラビノース，豆鼓エキス等
血圧		血圧が高めの方に適しています．	サーデンペプチド，かつお節オリゴペプチド，ラクトトリペプチド，イソロイシルチロシン，杜仲葉配糖体，わかめペプチド，γ-アミノ酪酸，酢酸，海苔オリゴペプチド，ゴマペプチド，ローヤルゼリーペプチド，カゼインドデカペプチド，クロロゲン酸類等
骨・ミネラル		カルシウムの吸収にすぐれ，丈夫な骨をつくるのに適した食品です．	大豆イソフラボン，MBP（乳塩基性タンパク質），フラクトオリゴ糖，ポリグルタミン酸，CPP（カゼインホスホペプチド），CCM（クエン酸リンゴ酸カルシウム），ヘム鉄等
歯	歯	歯を丈夫で健康にします． むし歯の原因にならない甘味料を使用しています．	パラチノースと茶ポリフェノール，キシリトールとフクロノリ抽出物（フノラン）とリン酸一水素カルシウム，マルチトール，カゼインホスホペプチドアモルファスカルシウムホスフェート（CPP-ACP），リン酸化オリゴ糖カルシウム（POs-Ca），緑茶フッ素等
	歯ぐき	歯を支える歯ぐきの健康を保つ食品です． 歯垢の生成を抑え，歯ぐきを健康に保ちます．	カルシウムと大豆イソフラボンアグリコン，ユーカリ抽出物（マクロカルパールC）

（消費者庁HP，特定保健用食品許可（承認）一覧HPより転載）

だし，②かつ③の場合を除く）．

作用機序については，関与成分の *in vitro* および動物を用いた *in vivo* の試験またはヒト試験において作用機序が判明していることをもって明確であると判断する．

いずれも，品質の担保のために関与成分の特定が必要である．安全性については，特定保健用食品と同等の科学的根拠が必要であり，食品安全委員会の審査を受けることとなる．

条件付き特定保健用食品の許可を得た食品はほとんどなく，現在販売されているのは2016年に整腸の保健用途で許可された大麦若葉由来食物繊維のみである[6]．

(5) 特定保健用食品（規格基準型）

特定保健用食品としての許可実績が十分であるなど科学的根拠が蓄積されている関与成分については，許可手続の迅速化のため規格基準を作成し，原則として消費者委員会および食品安全委員会の審査を省略して，消費者庁において規格基準に適するか否かの審査を行う．これにより許可された食品を特定保健用食品（規格基準型）という．

特定保健用食品（規格基準型）の対象となるのは以下のとおりである[5]．

①保健の用途ごとに分類したグループにおける許

表2 特定保健用食品（規格基準型）の規格基準[7]

区　分	第1欄 関与成分	第2欄 1日摂取目安量	第3欄 表示できる保健の用途	第4欄 摂取上の注意事項
Ⅰ（食物繊維）	難消化性デキストリン（食物繊維として）	3～8 g	○○（関与成分）が含まれているのでおなかの調子を整えます．	・摂り過ぎあるいは体質・体調によりおなかがゆるくなることがあります． ・多量摂取により疾病が治癒したり，より健康が増進するものではありません． ・他の食品からの摂取量を考えて適量を摂取して下さい．
	ポリデキストロース（食物繊維として）	7～8 g		
	グアーガム分解物（食物繊維として）	5～12 g		
Ⅱ（オリゴ糖）	大豆オリゴ糖	2～6 g	○○（関与成分）が含まれておりビフィズス菌を増やして腸内の環境を良好に保つので，おなかの調子を整えます．	・摂り過ぎあるいは体質・体調によりおなかがゆるくなることがあります． ・多量摂取により疾病が治癒したり，より健康が増進するものではありません． ・他の食品からの摂取量を考えて適量を摂取して下さい．
	フルクトオリゴ糖	3～8 g		
	乳果オリゴ糖	2～8 g		
	ガラクトオリゴ糖	2～5 g		
	キシロオリゴ糖	1～3 g		
	イソマルトオリゴ糖	10 g		
Ⅲ（難消化性デキストリン）	難消化性デキストリン（食物繊維として）	4～6 g*	食物繊維（難消化性デキストリン）の働きにより，糖の吸収をおだやかにするので，食後の血糖値が気になる方に適しています．	・血糖値に異常を指摘された方や，糖尿病の治療を受けておられる方は，事前に医師などの専門家にご相談の上，お召し上がり下さい． ・摂り過ぎあるいは体質・体調によりおなかがゆるくなることがあります． ・多量摂取により疾病が治癒したり，より健康が増進するものではありません．
Ⅳ（難消化性デキストリン）	難消化性デキストリン（食物繊維として）	5 g*	食事から摂取した脂肪の吸収を抑えて排出を増加させる食物繊維（難消化性デキストリン）の働きにより，食後の血中中性脂肪の上昇をおだやかにするので，脂肪の多い食事を摂りがちな方，食後の中性脂肪が気になる方の食生活の改善に役立ちます．	・摂り過ぎあるいは体質・体調によりおなかがゆるくなることがあります． ・多量摂取により疾病が治癒したり，より健康が増進するものではありません． ・他の食品からの摂取量を考えて適量を摂取して下さい．

*：1日1回食事とともに摂取する目安量

（消費者庁：特定保健用食品の表示許可等について（消食表第259号，別添3：特定保健用食品（規格基準型）制度における規格基準），2014年．）

可件数が100件を超えていること．
②①の条件を満たす保健の用途のうち，その用途を示す関与成分について，最初の許可から6年が経過していること．
③①および②の条件を満たすものについて，再許可等申請で許可された食品を除いた上で，以下の条件を満たすこと．

a．2社以上の企業が同様の保健の用途をもつ当該関与成分について許可を取得していること．

b．学識経験者に意見を聴き，以下の観点等から規格基準型とすることが検討され，妥当性が得られていること．
- 関与成分の作用機序
- 成分規格
- 有効性を示すヒト試験データが複数あること

特定保健用食品（規格基準型）の規格基準は**表2**のとおり設定されている[7]．

(6) 特定保健用食品（疾病リスク低減表示）

特定保健用食品（疾病リスク低減表示）は，国際的に疾病リスクの低減表示を認める方向にあるため，表示の選択肢を広げ，消費者に対して明確な情報を提供する観点から創設されたものである．関与成分の疾病リスク低減効果が医学的・栄養学的に確立されている場合，疾病リスク低減表示が認められる．疾病リスクの低減に資する関与成分を含有する旨および疾病リスク低減の具体的な内容について表示する．また，医学的・栄養学的に広く認められ確立されているものであっても，疾病には多くの危険因子があることや十分な運動も必要であること，過剰摂取の恐れがあることなどについて，注意喚起を図る表示をする必要がある．

現在の科学的知見により，関与成分の摂取による疾病リスクの低減が医学的・栄養学的に広く認められているものとしては，若い女性のカルシウム摂取と，将来の骨粗鬆症になるリスクの関係および女性の葉酸（プテロモノグルタミン酸）摂取と，神経管閉鎖障害を持つ子どもが生まれるリスクの関係がある．カルシウムと葉酸の1日摂取目安量は，カルシウムが300〜700 mg，葉酸が400〜1,000 μgとされている[8]．

2) 栄養機能食品

栄養機能食品は，栄養成分の補給のために利用される食品で，栄養成分の機能を表示するものである．すでに科学的根拠が確認されたビタミンやカルシウムなどの栄養成分が消費者庁により指定されている[9]．対象成分は，n-3系脂肪酸，亜鉛，カリウム，カルシウム，鉄，銅，マグネシウム，ナイアシン，パントテン酸，ビオチン，ビタミンA，ビタミンB_1，ビタミンB_2，ビタミンB_6，ビタミンB_{12}，ビタミンC，ビタミンD，ビタミンE，ビタミンK，葉酸の20種類の栄養成分である．1日当たりの摂取目安量に含まれる当該栄養成分量が定められた上・下限値の範囲内にある食品であれば，届け出をしなくても事業者の判断で栄養機能食品として機能性を表示することができる．また，栄養機能表示だけでなく注意喚起表示も必要である．

3) 機能性表示食品

平成27年4月1日に施行された食品表示法に基づく食品表示基準により，「自主的かつ合理的な商品選択の機会の確保」を促す制度として新たに機能性表示食品制度が制定された．機能性表示食品は，疾病に罹患していない者（未成年者，妊産婦（妊娠を計画している者を含む）および授乳婦を除く）に対し，機能性関与成分によって健康の維持・増進に資する特定の保健の用途（疾病リスクの低減に係るものを除く）が期待できる旨を科学的根拠に基づいて表示できる．ただし，特別用途食品，栄養機能食品，アルコールを含有する飲料，ナトリウム・糖分などの過剰な摂取につながる食品は除かれる．特定保健用食品とは異なり，国が安全性と機能性の審査を行わないので，事業者は自らの責任において，科学的根拠をもとに適正な表示を行う必要があり，機能性については，臨床試験または研究レビュー（システマティックレビュー）によって科学的根拠を説明する必要がある．

平成27年度には，300を超える食品が機能性表示食品として届け出られている[10]．「歯（歯ぐきを含む）」に関するものとしては，平成29年9月末の時点では，ロイテリ菌を含むヨーグルトとサプリメントが「歯ぐきを丈夫で健康に保つ」という機能性を表示する機能性表示食品として届け出られているのみであるが[11]，機能性表示食品の届け出は今後，増えていくものと思われる．

永田英樹（関西女子短期大学歯科衛生学科）

文　献

1) 国民衛生の動向 2017/2018，厚生労働統計協会，2017.
2) 日本健康・栄養食品協会 HP，http://www.jhnfa.org/tokuho-0.html（accessed 2017.9.30）
3) 消費者庁 HP，特別用途食品分類図，http://www.caa.go.jp/policies/policy/food_labeling/health_promotion/

pdf/health_promotion_170511_0001.pdf（accessed 2017. 9.30)
4）日本健康・栄養食品協会HP，プレスリリース．http://www.jhnfa.org/tokuho2016.pdf（accessed 2017.9.30）
5）消費者庁，特定保健用食品に関する質疑応答集について（消食表第148号，別添：特定保健用食品に関する質疑応答集）
6）消費者庁HP，特定保健用食品許可（承認）一覧．http://www.caa.go.jp/policies/policy/food_labeling/health_promotion/index.html#m02（accessed 2017.9.30）
7）消費者庁：特定保健用食品の表示許可等について（消食表第259号，別添3：特定保健用食品（規格基準型）制度における規格基準），2014年．
8）消費者庁：特定保健用食品の表示許可等について（消食表第259号，別添4：特定保健用食品における疾病リスク低減表示について），2014年．
9）平成27年内閣府令第十号，食品表示基準別表11
10）消費者庁HP，機能性表示食品届出一覧，http://www.caa.go.jp/foods/index23.html（accessed 2017.9.30）
11）消費者庁HP，機能性表示食品の届出情報検索，https://www.fld.caa.go.jp/caaks/cssc01/（accessed 2017.9.30）

第 1 章　歯科における食育と健康

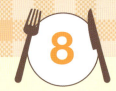

共生細菌の栄養学

8-1 腸内細菌

1 腸内フローラの基本構造

　今世紀初頭から現在に至り，分子微生物学的解析手法の進歩が著しく，微生物特有のリボゾームRNA遺伝子の配列を基にした分類基準が整備され，きわめて多様な腸内微生物叢の詳細な構造の解明が進んでいる．従来のグラム染色，選択培地を用いた培養および生化学的性質との組み合わせによる同定法では，主に科，属，種のレベルで表示されることが一般的であったが，遺伝子配列を基にした網羅的な解析の結果，分類学的により高次の門のレベルから理解されている．

　米国における human microbiome project や，主に EU 域における Meta-HIT プロジェクトなどの大規模な臨床研究における網羅的解析の結果から，ヒトの腸内菌叢を構成する菌群は 1,000 種にも及び，その構成菌群のバランスは極めて多様であることが示されている[1,2]．健常成人では，最優勢の嫌気性菌群である Firmicutes，Bacteroidetes，Actinobacteria の各門の菌群の総菌数は腸内菌叢全体の 99.9％ 以上となる．これらの菌群の生息菌数の総和は，腸内容物（圧倒的に菌数の多い下部消化管を反映するものとして新鮮排泄便で測定する場合が多い）1 g あたり 10^{11} 個に及ぶとされているが，菌群ごとの菌数の幅は $10^4 \sim 10^{10}$ にわたる．網羅的な解析法では％表示で最優勢菌群の大まかな構成を表示するために，大腸菌群や乳酸桿菌などより低いレベルで存在する菌群は結果の表記から外れてしまう場合も多い．この弱点を補強するために，微生物菌体内に豊富に含有されるリボゾーム RNA 分子そのものを標的とする定量的 RT-PCR 法（qRT-PCR）が開発されている[3]．qRT-PCR 法では，標的とする菌群や菌種を特異的に増幅させるためのオリゴ DNA プライマーセットを用いて，測定対象から抽出された RNA 画分を RT-PCR 反応で増幅させ，各対照菌種の RNA で作成された標準曲線に照らし合わせて，菌数が求められる．

　この方法により，腸内菌叢の定量的な測定の下限が，全体像を反映すべく 10^3/g まで広げられた（図1）．各菌群の生息菌数は，その多寡にかかわらずほ

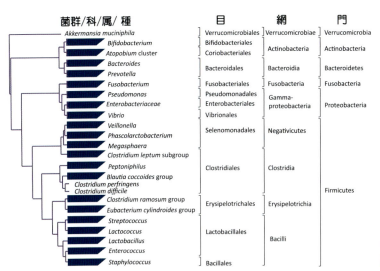

（野本康二，他：腸内フローラ解析システム YIF-SCAN®，腸内細菌学雑誌，29：9〜18，2015．より改変）

図 1　ヒト腸内から検出される細菌の分類

ぼ対数正規分布することも明らかとなっている（**図2**）．新生児期から離乳期にかけては大きな菌叢の変化が認められるが，ほぼ3歳の時点で上記のような成人の菌叢構成となり，安定化する（**図3**）．生後早期や高齢期ではビフィズス菌の生息レベルと，大腸菌群の生息レベルとの間に負の相関が認められることが報告されている[3, 4]．

2 腸内フローラと代謝・栄養

消化吸収の主体はあくまでも小腸であるが，腸内フローラが主体的にヒトの栄養代謝にかかわる場所はその生息菌数のレベルからいえば，主に大腸と考えられる．最優勢嫌気性菌群による嫌気的代謝の主要産物として各種有機酸（主に，酢酸，酪酸，プロピオン酸，乳酸，吉草酸，イソ吉草酸，ギ酸）の作用が注目されている．これらの有機酸を合わせた濃度は，健康成人便では100 mMに達する．腸内で産生される有機酸の多くが，腸管上皮を通じて体内に吸収されてエネルギー源となるが，腸管内で常に100 mM付近の濃度で検出されることから，腸内で有意な生理作用を発揮しているものと考えてよい．

例えば，腸内有機酸の中で最も濃度が高くおよそ全体の半分近くを占める酢酸については，大腸内の弱酸性環境において日和見菌（大腸菌群やブドウ球菌群などの通性嫌気性菌群やウェルシュ菌など毒素産生性の日和見病原菌）の異常増殖を抑えたり[5]，腸管粘膜上皮のタイトジャンクションと呼ばれる腸管上皮細胞間のバリアーの統合性を維持する[6]，など重要な機能を発揮することが示唆されている．

一方で，酪酸は上皮細胞のAMP活性化プロテインキナーゼ（AMP-K）を活性化することにより上皮間の電気抵抗を強めて腸管上皮間のタイトジャンクション構築を促進し[7]，AMP-Kシグナリングを介して腸管バリアの修復を促進する[8]．また，腸内常在性の酪酸産生性の嫌気性菌は制御性T細胞の成熟を促進して，実験的な腸炎や自己免疫疾患の症状を軽減することが報告されている[9]．酢酸，プロピオン酸および酪酸など短鎖脂肪酸については，これを特異的に感知する宿主受容体（GPR41，GPR43など）が知られているおり，これらの受容体を介する短鎖脂肪酸刺激が宿主の代謝を調節することにより肥満や糖尿病などの状態に影響を与えることも示

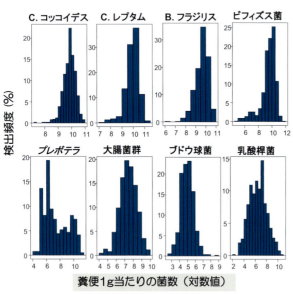

図2 ヒト腸内菌叢の構成菌群菌数の度数分布

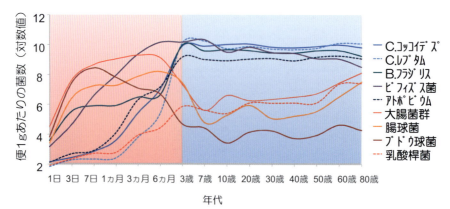

（図2，3は野本康二，他：腸内フローラ解析システムYIF-SCAN®，腸内細菌学雑誌，29：9〜18，2015．より改変）

図3 ヒトの腸内菌叢を構成する菌群の年代による菌数変化

唆されている[10]．下部消化管，特に大腸に主要に生息する嫌気性菌群にとって利用可能な難消化性多糖については，Sonnenburg らが Microbaiota accessible carbohydrates の概念を提唱している[11]．すなわち，食物として難消化性多糖を含有する食物繊維を摂取することにより，これらを代謝する嫌気性菌群を主体とする腸内フローラの多様性が維持される，というものである．大腸において食物繊維が嫌気的に代謝されることにより上記の有機酸が産生される．

特殊な代謝産物の作用も報告されている．例えば，肉類に豊富に含まれるリン脂質（ホスファチジルコリン）やカルニチンを腸内細菌が代謝して産生されるトリメチルアミンが，さらに肝臓で酸化されてできるトリメチルアミンモノオキサイドが動脈硬化症の発症や進展に関与していることが報告されている[12]．また，胆汁酸は，その界面活性作用により，脂質や脂溶性ビタミンの吸収作用を発揮することが主な作用と理解されているが，近年，胆汁酸に対する様々な受容体が見出され，これらの受容体を介するシグナル伝達機構も明らかとなっている[13]．一部の嫌気性腸内細菌の胆汁酸代謝により産生される2次胆汁酸（デオキシコール酸）が，肥満を伴う肝臓がんの発症に重要な役割を果たしていることが報告されている[14]．他方，大豆イソフラボン類の代謝に特殊な腸内細菌が係わっていることが分かっている．例えば，Slackia NATTS 菌はヒト成人の便から分離された Coriobacteriaceae に属する細菌であるが，主要な大豆イソフラボンの一種であるダイゼインを2段階の酵素反応により代謝してエコールを産生する[15]．エコールは，強いエストロゲン用活性および抗酸化活性を示す．一方で，エコールはジヒドロテストステロンとアンドロジェン受容体との結合も阻害することから，前立腺がんの予防作用も期待されている．このようないわゆるエコール産生菌が腸内に生息している人では，産生されるエコールが尿中から検出されるが，エコール産生菌を持たないヒトでは当然尿中からエコールは検出されない．

3 腸内フローラと疾患

様々な疾患の発症や進展に腸内細菌が関与する．腸内細菌による肥満の促進，あるいは抑制が注目されている．例えば，Akkermansia muciniphila という嫌気性菌は，マウスにおける食餌性肥満を抑制する[16]．この作用は低温で加熱殺菌した死菌においてむしろ生菌より強く発揮されることや，菌体の外膜画分に作用が認められることが報告されている．2型糖尿病患者では，腸内の酪酸産生菌などの嫌気性菌が減少している[17,18]．抗糖尿病薬のメトフォルミンは AMP-K（上述のように酪酸により活性化される）を活性化するが[19]，メトフォルミン摂取により内在性の Akkermansia muciniphila レベルが上昇することが報告されている[20]．一方，糖の分解を防ぐ α グルコシダーゼ阻害剤（α-GI）も腸内細菌叢構成に影響を与える[21]．以上のように，糖尿病における糖代謝異常やその治療薬の作用に腸内細菌叢，およびその代謝産物である有機酸が関与していることが示唆されている．

過敏性腸症候群（IBS）は世界的に増加しており，平均的な発症率は10％を超えるとされている．IBSの発症要因として，腸管透過性，腸内細菌叢異常，腸管免疫系，脳—腸相関，などの関与が指摘されている[22]．抗菌剤のリファキシミンが IBS 症状を改善することから，腸内細菌叢の関与が重要と考えられている[23]．IBS の腸内細菌叢異常として，腸内細菌叢全体の多様性の低下，大腸菌群などの Proteobacteria の増加とビフィズス菌，Faecalibacterium や酪酸産生菌の減少，などが報告されている[22]．慢性炎症性腸疾患（IBD）の発症も増加しており，この原因として，腸内細菌叢の異常を示唆する報告が多い．活動期の潰瘍性大腸炎やクローン病の患者では寛解期にくらべて，最優勢の嫌気性菌群である Clostridium leptum や C. coccoides, Bifidobacterium および Faecalibacterium prausnitzii が減少している．さらに，ムチン分解性の Ruminococcus gnavus が IBD 患者で増加していることが報告されている[24]．歯周病の原因菌の1種である Fusobacterium nucleatum の大腸がん周囲組織における局在が問題視されている[25]．すなわち，大腸がんや食道がんの組織における F. nucleatum の検出率は隣接の非癌部位におけるよりも有意に高いこと，ならびに，F. nucleatum の免疫抑制作用として，腫瘍局所の骨髄由来免疫抑制細胞（myeloid-derived suppressor cells）を増幅させて，結果的に抗腫瘍性の

表1 世界的に一般的なプロバイオティクス菌株

	謳われている保健作用や作用メカニズムなど
Lactobacillus rhamnosus GG	ロタウイルス下痢症の予防，アトピー性皮膚炎の予防
Saccharomyces boulardii	抗生剤誘導下痢症や旅行者下痢症の予防，慢性炎症性腸疾患や過敏性腸症候群（IBS）の症状軽減
Lactobacillus casei strain Shirota	整腸作用，腸内環境改善作用，免疫調節作用
Lactobacillus acidophilus NCFM	IBSの症状軽減，腸管上皮への接着作用
VSL#3	8菌株（ビフィズス菌，乳酸桿菌，ストレプトコッカス），高菌数，潰瘍性大腸炎の寛解維持
Bifidobacterium animalis subsp. *lactis* BB-12	乳幼児の感染症予防
Bifidobacterium breve strain Yakult	整腸作用，腸内環境改善作用，壊死性腸炎の予防
E. coli strain Nissle 1917	潰瘍性大腸炎の寛解維持，慢性便秘症の改善

世界的に一般的なプロバイオティクス菌株で，学術報告の数の多いものを選抜して示した．

T細胞機能を減弱させることが示唆されている[25,26]．

腸内微生物による神経系の刺激経路として，神経伝達物質産生細胞の活性化，微生物自身による神経伝達物質の産生，および微生物自身が細胞を刺激する，が示唆されている．例えば，腸内の芽胞産生菌はTPH1酵素によるトリプトファンからセロトニンの産生を促進する[27]．多様な精神・神経疾患（自閉症，大うつ病，拒食症，パーキンソン病，多発性硬化症など）における特徴的なdysbiosisが認められている[28~32]が，疾病の発症や進展への関与の解明が待たれる．

4 プロバイオティクス，プレバイオティクスおよびシンバイオティクス

プロバイオティクスとは，「適正な量を摂取することにより宿主に有用な作用を発揮する生きた微生物」と提唱されている[33]．通常は食品（はっこう乳など乳飲料など）やサプリメントの形態で摂取される．科学的な証拠に基づくプロバイオティクスの有用性として，下痢症，慢性炎症性腸疾患，アレルギーなどの軽減が含まれる（**表1**）．本邦では，保健作用を標榜する食品として，特定保健用食品（保健作用の文言の表示について消費者庁に申請し許可を得たもの）や機能性表示食品（提供する企業などの事業者の自己責任において保健作用の表示を消費者庁に届け出ることでよいため，特別な認可を必要としない）があり，様々なプロバイオティクス菌株を含有する食品やサプリメントが市販されている．

一方，プレバイオティクスは，ビフィズス菌などのプロバイオティクスに選択的に資化されてその代謝や増殖を促進する主にオリゴ糖などの難消化性多糖類を指す．オリゴ糖は様々な野菜，果物，乳に含まれているが，本邦では，精製されたガラクトオリゴ糖，フラクトオリゴ糖，キシロオリゴ糖，イソマルトオリゴ糖，マンノオリゴ糖などを添加した製品（清涼飲料水や炭酸飲料，卓上甘味料，菓子などに添加されているものが多い）が特定保健用食品として市販されている．主な保健作用として，腸内のビフィズス菌を増やすことにより腸内環境改善作用や整腸作用が謳われている．

プロバイオティクスの有用性に関する多くのシステマティックレビューによる報告から，下痢症（急性下痢症，抗生物質誘導下痢，および旅行者下痢症など）に対する有効性が示唆されている[34,35]．ただし，慢性炎症性腸疾患や過敏性腸症候群に対するプロバイオティクスの有効性は未だ確実でない．アレルギーについては，2001年にKalliomäkiらにより，アトピー性皮膚炎の家族歴を有する妊婦による妊娠末期および産後のプロバイオティクスの継続的な摂取により，出産後の児のアトピー発症に伴う湿疹などの臨床的諸症状が緩和された，との報告[36]以来，現在に至るまで同様のプロトコールによる多くの臨床研究が世界各国で実施されている．世界アレルギー機関によるその使用に関するガイドラインも発表されている[37]が，プロバイオティクスの有効性についてのさらなる臨床的証拠が必要な状況である．

プロバイオティクスの主要な作用メカニズムは，

腸内フローラおよび腸内環境の改善である．高齢者では，一般的に総嫌気性菌数やビフィズス菌の低下や大腸菌群の増加などで示されるdysbiosisが生じてくる．高齢者入居施設の高齢居住者によるプロバイオティクス飲料の6カ月間の継続飲用により，便秘や下痢の発生頻度が低減し，発熱の頻度も低下した，と報告されている[38]．さらに，同じ研究において，入居高齢者のみならず施設職員においてもプロバイオティクスの摂取による腸内フローラの改善（ビフィズス菌数の増加と大腸菌群や日和見感染起因菌の減少）および環境の改善（有機酸濃度の上昇およびpHの低下）が認められている．

この結果から，臨床施設において，患者間あるいは患者と医療スタッフの間のdysbiosisの水平伝播を，プロバイオティクス摂取により予防的に制御することが期待される．さらに，健常小児において6カ月間のプロバイオティクス飲料の継続飲用によって，腸内フローラおよび環境の改善が認められている[39]．この研究では，健常な被験児の腸内フローラ（環境）がプロバイオティクスの継続飲用により改善されたが，飲用を終えて6カ月後の被験児の腸内フローラは試験開始前の状態にもどってしまっていた．現在，市場に出回っているプロバイオティクス飲料に含まれる菌株のほとんどがいわゆる腸内通過菌であり，健常人では一過的には腸内にとどまって作用を発揮するものの，長期間定着することはないと認識されている．以上の高齢者や小児における研究結果は，腸内フローラ異常をきたした腸内では，摂取されたプロバイオティクスが一過的にこれを補完するように腸内定着（あるいは増殖）して，腸内フローラや環境の異常を是正する可能性を示唆している．

プロバイオティクスによる免疫調節の可能性について，実験動物モデルにおける発がん予防，感染防御，および腸炎の軽減，などの効果が報告されている[40〜42]．例えば，典型的なプロバイオティクスとして知られている*Lactobacillus casei*シロタ株（LcS）については，その細胞壁構造（PS-PG）による自然免疫系を介する免疫調節作用が示唆されている[43,44]．ただし，ヒトの様々な免疫疾患や免疫異常に対するプロバイオティクスの有用性については，さらなる作用メカニズムの解明と，適切に実施された臨床試験に基づく確固たる証拠が必要である．

シンバイオティクスとは，プロバイオティクスとプレバイオティクスを組み合わせて用いることと理解されている．主に消化器外科，救命救急および小児外科（新生児外科）においてシンバイオティクスの有意な効果が報告されている[45]．例えば，胆道がん患者におけるシンバイオティクス（乳酸桿菌，ビフィズス菌およびガラクトオリゴ糖の組合せ）の術前の飲用および術後の経腸投与により，術後感染性合併症の発症が有意に抑制されることや，食道がん患者において術中のバクテリアルトランスロケーション（BT：腸管内に生息する細菌が腸管壁を介して生体内に侵襲すること）が術前のシンバイオティクス飲用により有意に抑制されること，が報告されている[46〜48]．抗がん化学療法の下痢や好中球減少といった副作用が，シンバイオティクスにより軽減されることも報告されている[49]．このような臨床研究結果の蓄積を踏まえて，多くの医療機関において，栄養サポートチームの概念に取り込むような形でシンバイオティクスが導入されつつある．

シンバイオティクスによる感染性合併症予防作用のメカニズムとして，侵襲性の大きな外科手術や化学療法によって誘導されるdysbiosisに対するシンバイオティクスの改善作用が重要であると考えられている．例えば，*in vivo*の実験的細菌感染症モデルにおけるシンバイオティクスの有効性および作用メカニズムが報告されている．すなわち，多剤耐性*Acinetobacter baumannii*（MDRAb）のマウス感染症モデルにおけるシンバイオティクスの感染防御作用の報告では，多剤の抗生物質投与により顕著なdysbiosisを誘導した状態のマウスに，抗生剤に低感受性のプロバイオティクス（*B. breve*）を投与すると，腸内最優勢菌となって定着し酢酸を大量に産生する．このような状態では*A. baumannii*の感染性が顕著に抑制される[6]．さらに，*A. baumannii*感染による腸管透過性の亢進や腸管バリア形成因子の遺伝子発現の低下もシンバイオティクス投与により有意に軽減される．このシンバイオティクスの感染防御作用において腸内の酢酸濃度やpHなどの腸管環境の改善が重要なことが示されている．

近年，内在性腸内細菌の臨床的な有用性を強く印象付けたのは，「便微生物移植（Fecal Microbiota

Transplantation：FMT）」である．すなわち，健常なヒト腸内フローラ（新鮮便を生理食塩水によく懸濁したのちにろ過したもの）を反復性の抗生剤誘導下痢（CDAD）症状者に経管的に腸内に移入することにより，臨床症状（下痢）が劇的に改善された，との報告[50]を契機として，様々な疾患に対するFMTの有効性が検証されている．潰瘍性大腸炎患者においても，継続的なFMTが寛解期間の有意な延長をもたらしたと報告されている[51]．今後のさらなる臨床研究により，有効性を発揮する微生物の特定が期待される．

野本康二（東京農業大学生命科学部分子微生物学科動物共生微生物学研究室）

文　献

1) Human Microbiome Project Consortium：A framework for human microbiome research Nature, 486：215〜221, 2012. doi：10.1038/nature11209.
2) Qin J, et al.：A human gut microbial gene catalog established by metagenomic sequencing, Nature, 464 (7285)：59〜65, 2010. doi：10.1038/nature08821.
3) 野本康二，辻浩和，松田一乗：腸内フローラ解析システムYIF-SCAN®，腸内細菌学雑誌，29：9〜18, 2015.
4) Nagpal R, et al.：Evolution of gut *Bifidobacterium* population in healthy Japanese infants over the first three years of life：a quantitative assessment, Sci Rep, 7 (1)：10097, 2017. doi：10.1038/s41598-017-10711-5
5) Fukuda S, et al.：*Bifidobacteria* can protect from enteropathogenic infection through production of acetate, Nature, 469：543〜547, 2011. doi：10.1038/nature09646.
6) Asahara T, et al.：Protective effect of synbiotic administration against multiple drug-resistant *Acinetobacter baumannii* in a murine lethal infection model, Antimicrob Agents Chemother, 60：3041〜3050, 2016.
7) Peng L, et al.：Butyrate enhances the intestinal barrier by facilitating tight junction assembly via activation of AMP-activated protein kinase in Caco-2 cell monolayers, J Nutr, 139：1619〜1625, 2009. doi：10.3945/jn.109.104638.
8) Elamin EE, et al.：Short-chain fatty acids activate AMP-activated proteinkinaseand ameliorate ethanol-induced intestinal barrier dysfunction in Caco-2 cell monolayers, J Nutr, 143：1872〜1881, 2013. doi：10.3945/jn.113.179549.
9) Atarashi K, et al.：Treg induction by a rationally selected mixture of Clostridia strain from the human microbiota, Nature, 500：232〜236, 2013. doi：10.1038/nature12331.
10) 木村郁夫，長谷川沙恵，粕渕真由：食事由来腸内細菌代謝産物，脂肪酸と宿主代謝制御，脂質栄養学，24：33〜40, 2015.
11) Sonnenburg ED, et al.：Diet-induced extinction in the gut microbiota compounds over generations, Nature, 529：212〜215, 2016. doi：10.1038/nature16504.
12) Koeth RA, et al.：Intestinal microbiota metabolism of L-carnitine, a nutrient in red meat, promotes atherosclerosis, Nat Med, 19：576〜585, 2013. doi：10.1038/nm.3145.
13) Copple BL, et al.：Pharmacology of bile acid receptors：Evolution of bile acids from simple detergents to complex signaling molecules, Pharmacol Res, 104：9〜21, 2016. doi：10.1016/j.phrs.2015.12.007.
14) Seki E, et al.：Microbiome-obesity-liver cancer interaction：senescence of hepatic stellate cells and bile acids play new roles, Gastroenterology, 146：860〜861, 2014.
15) Tsuji H, et al.：Identification of an enzyme system for daidzein-to-equol conversion in Slackia sp. strain NATTS, Appl Environ Microbiol, 78：1228〜1236, 2012.
16) Plovier H, et al.：A purified membrane protein from *Akkermansia muciniphila* or the pasteurized bacterium improves metabolism in obese and diabetic mice, Nat Med, 23：107〜113, 2017. doi：10.1038/nm.4236.
17) Sato J, et al.：The gut dysbiosis and translocation of "live gut bacteria" to blood in Japanese patients with type 2 diabetes, Diabet Care, 37：2343〜2350, 2014.
18) Qin J, et al.：A metagenome-wide association study of gut microbiota in type 2 diabetes, Nature, 490：55〜60, 2012. doi：10.1038/nature11450.
19) Rena G, et al.：The mechanisms of action of metformin, Diabetologia, 2017. doi：10.1007/s00125-017-4342-z.
20) de la Cuesta-Zuluaga J, et al.：Metformin is associated with higher relative abundance of mucin-degrading *Akkermansia muciniphila* and several short chain fatty acid-producing microbiota in the gut, Diabetes Care, 40：54〜62, 2017. doi：10.2337/dc16-1324.
21) Zhang X, et al.：Effects of acarbose on the gut microbiota of prediabetic patients：A randomized, double-blind, controlled crossover trial, Diabetes Ther, 8：293〜307, 2017. doi：10.1007/s13300-017-0226-y.
22) Enck P, et al.：Irritable bowel syndrome, Nat Rev Dis Primers, 2：16014. doi：10.1038/nrdp.2016.14.
23) Ponziani FR：Rifaximin for the treatment of irritable bowel syndrome—a drug safety evaluation, Expert Opin Drug Saf, 15：983〜991, 2016. doi：10.1080/14740338.2016.1186639.
24) Crost EH, et al.：The mucin-degradation strategy of *Ruminococcus gnavus*：The importance of intramolecular trans-sialidases, Gut Microbes, 7：302〜312, 2016.
25) Nosho K, et al.：Association of *Fusobacterium nucleatum* with immunity and molecular alterations in colorectal cancer, World J Gastroenterol, 22：557〜556, 2016.

26) Yamamura K, et al.：Human microbiome *Fusobacterium nucleatum* in esophageal cancer tissue is associated with prognosis, Clin Cancer Res, 22：5574～5581, 2016.
27) Yano JM, et al.：Indigenous bacteria from the gut microbiota regulate host serotonin biosynthesis, Cell, 161：264～276, 2015. doi：10.1016/j.cell.2015.02.047.
28) Finegold SM, et al.：Pyrosequencing study of fecal microflora of autistic and control children, Anaerobe, 16：444～453, 2010.
29) Aizawa E, et al.：Possible association of *Bifidobacterium* and *Lactobacillus* in the gut microbiota of patients with major depressive disorder, J Affect Disord, 202：254～257, 2016. doi：10.1016/j.jad.2016.05.038.
30) Morita C, et al.：Gut dysbiosis in patients with anorexia nervosa, PLoS One, 2015 Dec 18；10（12）：e0145274. doi：10.1371/journal.pone.0145274.
31) Hasegawa S, et al.：Intestinal dysbiosis and lowered serum lipopolysaccharide-binding protein in Parkinson's disease, PLoS One, 2015 Nov 5；10（11）：e0142164. doi：10.1371/journal.pone.0142164.
32) Miyake S, et al.：Dysbiosis in the gut microbiota of patients with multiple sclerosis, with a striking depletion of species belonging to Clostridia XIVa and IV clusters, PLoS One, 2015 Sep 14；10（9）：e0137429. doi：10.1371/journal.pone.0137429.
33) Hill C, et al.：Expert consensus document. The International Scientific Association for Probiotics and Prebiotics consensus statement on the scope and appropriate use of the term probiotic, Nat Rev Gastroenterol Hepatol, 11：506～514, 2014.
34) Sanders ME：Probiotics in 2015：Their scope and use, J Clin Gastroenterol, 49 Suppl1：S2～6, 2015.
35) Floch MH, et al.：Recommendations for probiotic use-2015 update：proceedings and consensus opinion, J Clin Gastroenterol, 49 Suppl 1：S69～73, 2015.
36) Kalliomäki M, et al.：Probiotics in primary prevention of atopic disease：a randomized placebo-controlled trial, Lancet, 357：1076～1079, 2001.
37) Fiocchi A, et al.：World Allergy Organization-McMaster University Guidelines for Allergic Disease Prevention(GLAD-P)：Probiotics, World Allergy Organ J, 8：4, 2015.
38) Nagata S, et al.：The effectiveness of Lactobacillus beverages in controlling infections among the residents of an aged care facility：A randomized placebo-controlled double-blind trial, Ann Nutr Metab, 68：51～59, 2016.
39) Wang C, et al.：Intestinal microbiota profile of healthy pre and school age children and effects of probiotic supplementation, Annal Nutr Metabol, 67：257～266, 2015.
40) Matsumoto S, et al.：A component of polysaccharide peptidoglycan complex on *Lactobacillus* induced an improvement of murine model of inflammatory bowel disease and colitis-associated cancer, Immunology, 128：170～180, 2009.
41) Ogawa M, et al.：Protective effect of *Lactobacillus casei* strain Shirota on Shiga toxin-producing Escherichia coli O157：H7 infection in infant rabbits, Infect Immun, 69：1101～1108, 2001.
42) Jeon S-G, et al.：Probiotic *Bifidobacterium breve* induces IL-10-producing Tr1 cells in the colon, PLoS Pathog, 8（5）：e1002714, 2012.
43) Nagahama K, et al.：Synthesis and immunestimulating activity of lactobacilli-originated polysaccharide-polymeric microparticle conjugates, Langmuir, 31：1489～1495, 2015.
44) Nagahama K, et al.：Enhanced immunostimulating activity of Lactobacilli-mimicking materials by controlling Size, Bioconjug Chem, 26：1775～1781, 2015.
45) 朝原　崇, 野本康二（上野川修一監修）：プロバイオティクス・シンバイオティクスによる腸管感染防御, 新しい乳酸菌の機能と応用, 99～114, シーエムシー出版, 東京, 2013.
46) Kanazawa H, et al.：Synbiotics reduce postoperative infectious complications：a randomized controlled trial in biliary cancer patients undergoing hepatectomy, Langenbecks Arch Surg, 390：104～113, 2005.
47) Sugawara G, et al.：Perioperative symbiotic treatment to prevent postoperative infectious complications in biliary cancer surgery, Ann Surg, 244：706～714, 2006.
48) Yokoyama Y, et al.：Randomized clinical trial of the effect of perioperative synbiotics versus no synbiotics on bacterial translocation after oesophagectomy, Br J Surg, 101：189～199, 2014.
49) Motoori M, et al.：Randomized study of the effect of synbiotics during neoadjuvant chemotherapy on adverse events in esophageal cancer patients, Clin Nutr, 36：93～99, 2017. doi：10.1016/j.clnu.2015.11.008.
50) van Nood E, et al.：Duodenal infusion of donor feces for recurrent *Clostridium difficile*, N Engl J Med, 368：407～415, 2013.
51) Paramsothy S, et al.：Multidonor intensive faecal microbiota transplantation for active ulcerative colitis：a randomised placebo-controlled trial, Lancet, 389：1218～1228, 2017. doi：10.1016/S0140-6736（17）30182-4.

8-2 口腔細菌

1 口腔の常在細菌叢（口腔のマイクロバイオーム）の成立

早期新生児の口腔の常在細菌叢の成立までの過程はかなり多様性があり複雑である．早期新生児の細菌叢の起源に関する研究は，妊娠期，出産期，幼年期の3つに分けて行う必要がある．妊娠期には，口腔（歯周病巣）の常在細菌叢，その他の細菌叢は炎症巣から血中に侵入し血行性に胎盤へ移行する．移行後集積して胎盤の細菌叢を形成している．時には胎盤の細菌叢が母体—胎児のバリアを破壊して，胎盤を通過し，胎児が細菌叢の感染を受ける．現在では，口腔から胎盤への血液を介した口腔細菌の拡散という仮説が支持されている[1]．

出産期には，膣（産道）の細菌叢が早期新生児の細菌叢に影響を与えるので，普通分娩か，帝王切開かによって細菌叢に違いが生じる．幼年期には母乳細菌叢や唾液を介した口腔細菌叢の影響が重要になる．特に妊娠期から幼年期まで，母親の歯周病と歯周病菌など口腔細菌叢を考慮すべきである[1]．また，短期的に見ると細菌の感染時期やルートが重要だが，長期的には食事の内容（栄養）が細菌叢に大きな影響を与える．

生後2カ月から6カ月の乳児の口腔に形成された常在細菌叢をその母親のものと比較すると，母親よりもレンサ球菌属とベイヨネラ属が圧倒的に多い（**図4**）[2]．母親と乳児の細菌叢の構成の違いには，歯の萌出の有無，獲得免疫系の発達と未発達ならび

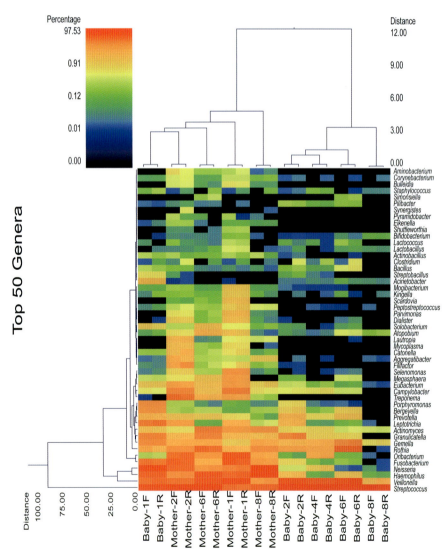

(Cephas KD et al.: PLoS One, 6 (8): e23503, 2011 より引用)

図4 母親と乳児の口腔常在細菌叢の比較

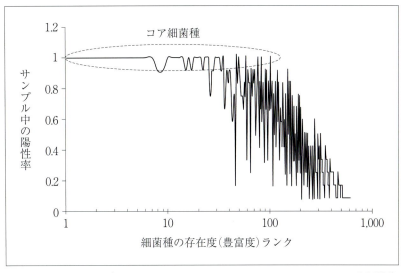

(Al-Hebshi NN et al.：J Oral Microbiol, 17；8：31444, 2016 より引用)

図5 口腔に存在している約50菌種前後のコア細菌種（コア・マイクロバイオーム）

に食事（母乳または固形食）の違いが関与していると考えられる．

近年，DNA解析の立場からマイクロバイオームという専門用語を用いるようになった．マイクロバイオームはマイクローブ（微生物）の塊（集合体：オーム）という合成語で，微生物の塊だけでなくそのゲノムのDNAを含めた総称である．DNAに着目したメタゲノム解析法を行う場合は，一般に常在細菌叢のことをマイクロバイオームという．

口腔に定着する細菌種やその菌数は，母乳を飲んでいる新生児，歯が萌出していないが離乳食を食べている乳児，歯が萌出し固形食を日常的に食べる幼児においてそれぞれ変化する．その後，う蝕や歯周病の罹患，抜歯，インプラント，有床義歯の装着により，さらに変化する．

細菌種レベルで12人の成人（25〜35歳）の口腔細菌叢を調査した研究[3]によると，口腔の細菌種は，12人に共通して定着している50菌種前後のコアとなる細菌種（コア・マイクロバイオーム）と個人別に存在の有無が異なる600菌種前後の細菌種に分かれる（図5）．

約100菌種前後からなる口腔のコア細菌種（コア・マイクロバイオーム）の中で優勢な細菌種はレンサ球菌属である（図6）．成人の1分間洗口液に含まれる細菌属の約3割をレンサ球菌属が占める．

乳児の場合，コア・マイクロバイオームにおけるレンサ球菌属の割合は成人よりもはるかに高い[2]．動物種とその動物の口腔を含む皮膚・粘膜表面に共生しているマイクロバイオームは共に協力しあって進化（共進化 Co-evolution）している．共進化とは，1つの生物学的要因の変化（本稿のテーマではヒトの食環境などの変化）が引き金となってそれに関連する別の生物学的要因（本稿のテーマではマイクロバイオームを指す）が変化することである．動物に定着している細菌種は共進化の結果であり，例外はあるが，基本的にはその動物にとって有用菌とみなすことができる．

単独では有害菌であっても，マイクロバイオームの中でバランスが取れて存在していれば有用菌になることもある．例えば，グラム陰性菌の細胞外膜の構成成分であるLPSは内毒素なので人間にとって好ましくはないが，ごく微量であればアジュバンド効果を持ち免疫力の強化に役立つ．溶菌により溶出した細菌のDNA（CpG-DNA）はTollによって認識され炎症性サイトカインを誘導するので一般的には好ましくない．しかし，CpG-DNAにより産生誘導されるTh1細胞は，癌あるいはアレルギー疾患に対して有効な治療効果を示す．また，コア・マイクロバイオームによって外来性の病原細菌（有害菌）が口腔へ定着するのを防いでいることが考えられる．

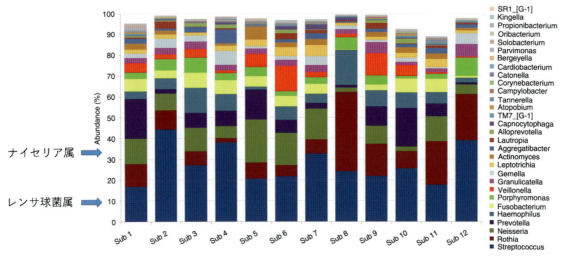

図6 口腔細菌叢の属レベルでの分類．成人の口腔で最も優勢な細菌を属レベルで見るとレンサ球菌属である．成人の1分間洗口液に含まれる口腔細菌叢の約3割をレンサ球菌属が占める

(Al-Hebshi NN et al.：J Oral Microbiol, 17；8：31444, 2016 より引用)

2 口腔のコア細菌種（コア・マイクロバイオーム）に影響を与えるもの

50～100菌種からなる口腔のコア・マイクロバイオームは，人間にとって必要な有用菌の集合体と考えられるが，個人によって存在の有無が異なる600菌種前後の細菌種の役割は明らかではない．早期新生児には，養育者の母乳中の細菌，唾液中の細菌が定着する．感染源となる養育者のマイクロバイオームに違いがあるため，感染・定着する細菌種に個人差が出ると思われる．しかし，長期的に見ると感染の時期よりもその後の食事の違いがコア・マイクロバイオームの形成や病気との関わりに大きな影響を与えている．

例えば，人間の食文化が口腔疾患を発症させていることを実証するために，旧石器時代の生活を4週間実践したスイスの研究グループの報告がある[4]．旧石器時代の生活を実践した報告によると，歯ブラシのない生活でも食事が旧石器時代の人類の食事であれば，口腔の健康と口腔細菌の減少が認められることが証明された．具体的には被験者10名の歯肉出血（BOP）と歯周ポケットの深さ（PD）は減少した．歯肉縁下では歯周炎との関連がない菌種が増加したが，舌苔の細菌は減少した[4]．

ところが現代食を食べている人の場合は，正反対であることがアメリカとドイツの研究グループから別々に報告されている．アメリカの研究グループは健康なボランティア50名（平均年齢24.7歳）に3週間の歯磨きの停止をお願いした[5]．その結果，3週間の歯磨きの停止により歯肉炎だけでなく血液中にグラム陰性菌の内毒素（LPS）が検出されるエンドトキシン血症が56％の確率で生じることが明らかにされている[5]．

ドイツにおいても同様のプロトコルで実験を行い，ボランティア37名（平均年齢23.4歳）に3週間の歯磨きの停止をお願いした[6]．動脈硬化の代理マーカーを測定したところ3週間の歯磨きの停止でいくつかのマーカーが有意に上昇することを報告している[6]．

現代食は，加熱や発酵により巨大分子のデンプンやタンパク質が低分子化しており，腸内細菌だけでなく口腔細菌も栄養分を取り込みやすい食事になっている．デンプンの場合は，水を加えて煮ることによって固いデンプンがのり状（ゼラチン状）のアルファデンプンに変化し，唾液アミラーゼで分解しやすくなる．

唾液中にはαアミラーゼが存在するので，αデンプンを分解することができる．このため，口腔にはαデンプンを分解してできる糖類（グルコース，マルトース，イソマルトース）が生じる．αデンプンの分解により生じた単糖と二糖をう蝕細菌（*Streptococcus mutans* など）が菌体内に取り込み，エネルギーに利用する．このため主要なエネルギー源がαデンプンであればう蝕，特に根面う蝕が生じやすく

なる．また，歯周病菌のなかでもαデンプンの分解物を積極的に資化する Prevotella 属も増加し，歯周病が発症しやすくなる．

タンパク質（コラーゲン）の場合，難水溶性のコラーゲンであれば，歯周病菌が資化することはできない．ところが，難水溶性のコラーゲンに水を加え加熱処理することにより，コラーゲンがゼラチン化する．ゼラチンは体温では固まらずゾル化しているので，歯周病菌（Porphyromonas gingivalis など）のタンパク分解酵素によりオリゴペプチドからトリペプチド，ジペプチドまで順次分解され，菌体内に取り込まれる．

新石器時代に人間が土器を発明するまでは，コラーゲンをゼラチン化することができず，う蝕細菌も歯周病菌も増殖が困難だった．このため，土器の発明がう蝕と歯周病を発症させたと考えられる．

3 糖を資化する細菌とペプチドを資化する細菌

口腔細菌は炭水化物の資化試験（微生物が栄養源として利用するかどうかを調べる試験）によっても分類することができる．しかし，微生物が栄養源として利用するかどうかは細菌種だけでなく細菌株によっても異なる場合がある．Bacteroides 属（genus Bacteroides）は，バクテロイデス科のグラム陰性の真性細菌属である．Bacteroides 属は，単糖を代謝して栄養源化（資化）している．Bacteroides 属は，口腔から腸管を構成するマイクロバイオームの優勢細菌の一つで，口腔では黒色色素を産生する歯周病菌がバクテロイデス科の一つに属している．現在，糖の資化性と 16S rRNA 遺伝子の塩基配列の解析による相同性によって歯周病に関連するバクテロイデス科は再分類され，糖の資化が弱い Porphyromonas 属が Bacteroides 属から独立し，主要な歯周病菌は Bacteroides 属よりも，再分類された Tannerella 属，Porphyromonas 属，Prevotella 属に分類されている．歯周病菌を含めて概ね細菌は糖を資化するが，歯周病菌の代表菌種である Porphyromonas gingivalis は解糖系の遺伝子群が存在するにもかかわらず，グルコース能動輸送系が機能しておらずグルコースの資化性が極端に低い．

4 腸内細菌の栄養学との違い

口腔細菌と腸内細菌の栄養学上の違いは，食品の三大栄養素の分子量の問題にある．口腔細菌は，あらかじめ低分子化されたペプチドやアミノ酸，単糖類，二糖類あるいは唾液のアミラーゼで低分子化できるように加熱調理されたデンプン（アルファデンプン）しかエネルギー源にすることができない．それに対して，腸内細菌は食物繊維を除く多くの食品が胃腸の消化酵素により完全分解されるので，食品の分子量の大小は栄養上の重要な課題にならない．

このように，口腔細菌と腸内細菌にはその増殖に関して栄養学上の違いがある．農耕を開始した新石器時代に人間が土器を発明して以来，時代を追うごとに食品は高度に加工され低分子化するようになった．低分子化した現代食の摂取によりう蝕細菌と歯周病細菌が口腔内で異常に増殖した結果，う蝕と歯周病という口腔疾患が人間に多発するようになったと考えられる．さらに，環境保健の改善や感染症の制圧により人間の寿命が延伸されたことも口腔疾患と栄養の関係を複雑にしている．う蝕と歯周病は，加熱し高度に加工された食品群を日常的に摂取する現代人に特有の病気である．口腔の疾病の制圧には，う蝕細菌と歯周病細菌に対して抗菌薬や殺菌消毒薬を用いる感染症のアプローチと食事の内容を考慮し，健全なコア・マイクロバイオームを育成する栄養学的なアプローチの両方が必要だと考えられる．

花田信弘（鶴見大学歯学部探索歯学講座）

文　献

1) Prince AL, et al.：The perinatal microbiome and pregnancy：moving beyond the vaginal microbiome, Cold Spring Harb Perspect Med, 16；5（6）：a023051, 2015.
2) Cephas KD, et al.：Comparative analysis of salivary bacterial microbiome diversity in edentulous infants and their mothers or primary care givers using pyrosequencing, PLoS One, 6（8）：e23503, 2011.
3) Al-Hebshi NN, et al.：Species-level core oral bacteriome identified by 16S rRNA pyrosequencing in a healthy young Arab population, J Oral Microbiol, 17；8：31444, 2016.
4) Baumgartner S, et al.：The impact of the stone age diet on gingival conditions in the absence of oral hygiene, J Periodontol, 80（5）：759〜768, 2009.
5) Wahaidi V Y, et al.：Endotoxemia and the host sys-

temic response during experimental gingivitis, J Clin Periodontol, 38 (5) : 412～417, 2011.
6) Eberhard J, et al. : Experimental gingivitis induces systemic inflammatory markers in young healthy individuals : a single-subject interventional study, PLoS One, 8 (2) : e55265, 2013.
7) Nemoto TK, Ohara-Nemoto Y : Exopeptidases and gingipains in *Porphyromonas gingivalis* as prerequisites for its amino acid metabolism, Jpn Dent Sci Rev, 52 (1) : 22～29, 2016.

第1章 歯科における食育と健康

予防歯科の新しい考え方
生活習慣病（NCDs）を予防するための歯科外来

1 はじめに

　超高齢化社会の到来に伴い，近年注目されているのが「健康寿命」を伸ばそうとする考え方，すなわち高齢者の生活習慣病発症を未然に防ぎ，日常生活が無理なく送れる健康状態をできるだけ維持しようとする健康政策である．

　健康寿命の延伸にはNCDs（Non-communicable diseases：非感染性疾患＝生活習慣病）対策が欠かせない．歯科の担う領域は，まさにこのNCDs形成ステージの上流部分への介入と重症化予防がその守備範囲である．今後は「歯と口腔」の健康維持に加え，栄養学，NCDsとの密接な関係を機能的にかつ相補的に評価する系を整備すべきと思われる．

　口腔の健康が，全身的な健康の維持延伸とどのように関係するのかを理解し，イノベーティブな臨床の再構築をすべき時がきている．本稿では歯科口腔領域の健康と，抗加齢やNCDsの発症予防・重症化予防との関係について述べる．

2 歯科疾患とNCDsとの関係

　これまでの狭義の予防歯科と，新しいパラダイムとしての予防歯科の目的を**表1**に示す．「むし歯・歯周病を予防しよう」とする，歯や口腔の健康づくりに限定した目標（第1評価項目）から，生活習慣病予防や健康づくりと関係した歯科，口腔の要素（第2評価項目）へと，その目標をシフトしていくことが，より社会に貢献しうる歯科医療のあり方であると考えられる．

　近年，代表的な口腔疾患，う蝕・歯周病・欠損（咀嚼機能低下）それぞれと，NCDsとの深い関係について明らかになってきており，今後はNCDsの発症予防の視点から歯科疾患に対応すべき工夫が必要である．

　以下，それぞれの病態とNCDsとの具体的関係について述べる．

3 う蝕とNCDs

　う蝕を予防し治療することは「脱灰を止め，再石灰化を促すこと」といえるが，う蝕多発者の生活習慣に多く見られる遊離糖過剰摂取にも目を向け，将来の耐糖能異常を上流で阻止するための保健指導を組み込むことは，メタボリック症候群の抑制とも合致する．

　う蝕は，バイオフィルム中の細菌が糖類を代謝して産生した有機酸が歯面上のバイオフィルム中に蓄積し，歯が脱灰することで形成される．その背景には，高比率で存在するう蝕細菌および遊離糖の高頻度・多量摂取という環境があり，生活習慣に左右される感染症であるといえる．

　代表的なう蝕細菌であるミュータンスレンサ球菌は，グルカンと呼ばれる多糖類を作り出し，これを

表1　予防歯科における口腔の評価指標と口腔外の評価指標

	歯周病	欠損	う蝕
第1評価項目 Primary endpoint	歯肉の健康 歯を残そう	咀嚼機能の回復	う蝕予防
第2評価項目 Secondary endpoint	血管の健康 菌血症予防 左右差血圧 代謝　改善	食後高血糖 BMI （100g ダイエット） 栄養状態 体組成	糖質代謝 糖毒性 血糖値

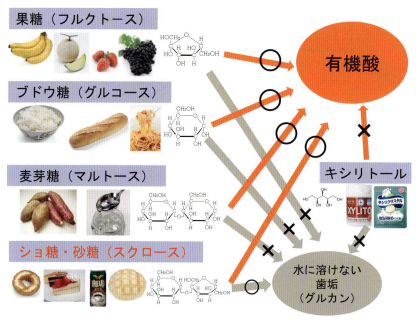

(武内博朗, 他:歯科発　アクティブライフプロモーション 21, 84～89, デンタルダイヤモンド社, 2017 より転載)

図1 身近な各種遊離糖
口腔細菌による有機酸の産生およびグルカン産生の有無を示す

バイオフィルムとして歯面上に張り，その内部に有機酸を蓄積する．非水溶性グルカンはブラッシングでの除去が非常に困難であり，唾液を歯面から遮断するため，有機酸による脱灰が止まらず，う蝕が進行してしまう．

非水溶性グルカン主体のバイオフィルムは，ショ糖の常用によって形成される．ショ糖は最もう蝕を誘発し易い遊離糖である（**図1**）．

歯科保健指導では単に「甘い物を控えよう」ではなく，ショ糖のう蝕誘発能に特に言及して他のユーリ糖や代用糖を上手に利用する方法を指導することも大切である．糖質（炭水化物）の頻繁かつ過剰な摂取は，う蝕に加え，メタボリック症候群と共通する要因であり，糖質代謝を悪化させ肥満や糖尿病などの引き金となる．

WHOでは，遊離糖の摂取量を全摂取カロリーの5％以内に抑制すると，う蝕予防のみならず，生活習慣病を予防できると推奨している（**図2**）．

歯科診療所は「食べることを支える医療」を担っていると捉え，「何をどのように食べるか」という，保健指導を幼少の時期から行っていくことが，う蝕の予防にとどまらず，理想的な味覚形成をも促し，将来の循環器疾患や糖尿病などの対策にもつながっていくのである．

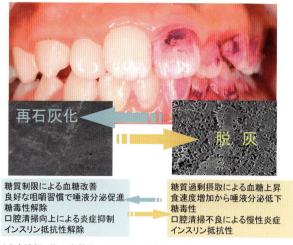

(武内博朗, 他:歯科発　アクティブライフプロモーション 21, 84～89, デンタルダイヤモンド社, 2017 より転載)

図2 生活習慣における歯面の脱灰と再石灰化は，糖質代謝の状態と関係している

4 歯周炎とNCDs

歯周病の病態は慢性持続性炎症であり，炎症性物質や歯原性菌血症が代謝障害から循環器疾患を引き起こす要因の一部となる．炎症と細菌を制御する口腔バイオフィルム対策が，NCDsの制御に直結する．歯周疾患とNCDsや抗加齢の関係では，以下の2つが重要である．

1) 慢性持続性炎症と歯原性菌血症による代謝障害

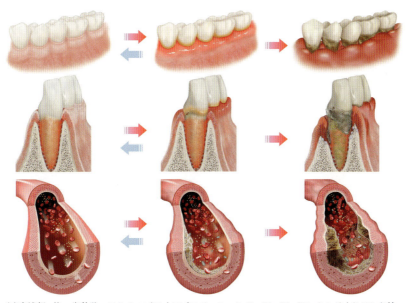

(武内博朗, 他：歯科発　アクティブライフプロモーション 21, 84〜89, デンタルダイヤモンド社, 2017より転載)

図3 歯周病の放置により炎症性物質や細菌毒素が血管系に侵入し, また, DLコレステロール増加, グルコーススパイクなどにより血管内皮炎が誘発され, アテロームを形成して最終的に動脈硬化へと進行する

と血管疾患, 2) 歯槽骨造成・歯周組織修復に必要な栄養管理.

1) 慢性持続性炎症と歯原性菌血症による代謝障害と血管疾患

歯面付着物は時間の経過とともに, 健全な口腔細菌叢から病原性バイオフィルムへと移行し, バイオフィルム内では病原細菌が増加していく.

代表的な歯周病菌, *Porphyromonas gingivalis* は, 内毒素（LPS）を菌体外に放出する. 歯周病が進行すると, 古い歯垢から細菌や炎症性物質が日々, 微量ながら血管系の中に入り込んでいく. これを歯原性菌血症という.

この歯原性菌血症により, 内毒素やLDLコレステロールが長い時間をかけて慢性炎症を惹起し続ける. 炎症は微弱でも, 長期にわたることで代謝性疾患や循環器疾患発症への基盤が形成されるのである. 血管に侵入した内毒素は全身を巡り, 関節リューマチ, 腎盂腎炎, アルツハイマー, 脳梗塞, 癌等の下地を作るという報告がある[1〜3]. LDLは血管内を流れる異物と結合すると, 血管内皮に付着してアテロームを作り, これが動脈硬化の原因にもなる. また, 腫れた歯肉から出る炎症性物質はインスリンの働きを阻害する[4〜6]（図3）.

歯周治療は, 歯の保存ばかりではなく, 慢性炎症と歯原性菌血症を制御し, 生活習慣病の発症予防という重要な目的を担っているのである.

歯科衛生士による3カ月に一度の定期的な歯周炎管理は, 歯肉出血など軽度歯周炎の患者にも対象を拡大すべきで, NCDsの予防も兼ねることができる.

2) 歯槽骨造成・歯周組織修復に必要な栄養管理

歯周病の病態の進行と修復力低下には, 宿主側の背景因子として, 免疫低下, 低栄養, 糖尿病などが影響する. 歯周病で失われた歯槽骨の造成や歯周組織の血管の新生には, タンパク質低栄養状態の改善は不可欠であり, また骨代謝に必要なミネラル, 多量のアミノ酸, コラーゲン生合成反応を触媒するビタミン B_6, B_{12}, 葉酸, ビタミンCを必要とする.

歯周治療にはこのような栄養面からの修復力向上を促す保健（栄養）指導も大切である.

5 咀嚼機能回復と保健指導の抗加齢・健康増進効果

生活習慣のなかでも食習慣に関しては,「食」の入り口である口腔の機能維持を生業とするわれわれ歯

表 2 主な炭水化物の GI 値（食品 100 g あたり）；低 GI（GI 値 60 以下）食品摂取が推奨

高 GI 食品	GI 値	低 GI 食品	GI 値	高 GI 食品	GI 値	低 GI 食品	GI 値
●穀類・パン				●野菜・いも類			
精白米	83	玄米	55	じゃがいも	90	さつまいも	54
もち米	80	五穀米	54	にんじん	80	グリンピース	45
赤飯	77	黒米	49	やまいも	74	ごぼう	44
食パン	91	はと麦	47	切干大根	73	トマト	30
フランスパン	93	おかゆ白米	56	とうもろこし	70	大豆	30
あんぱん	94	おかゆ玄米	46	かぼちゃ	65	大根	25
バターロール	83	小麦全粒粉パン	49	さといも	63	たけのこ	25
ベーグル	75	ライ麦パン	57			にら	25
クロワッサン	70					ピーマン	25
ナン	81					レタス	23
●麺類・シリアル類						かぶ	24
うどん	85	日本そば	54			ブロッコリー	24
パスタ（乾）	65	パスタ（全粒粉）	50			ほうれん草	15
ビーフン	87	オールブラン	45				
ラーメン	72	オートミール	44				
中華麺（揚）	70	春雨	26				
マカロニ	70						
そうめん（乾麺）	67						
コーンフレーク	75						
玄米フレーク	64						

科医療従事者は，たいへん重要な役割を担っている．健康の源となる栄養摂取は，健全な咀嚼能力を持つ口腔機能なくしては達成できない．

歯科口腔領域で高頻度の機能障害は，大臼歯欠損による咀嚼機能低下症である．この事象が，健康とNCDsの発症および改善に関係しており，具体的に意識して臨床に活かすことが大切である．咀嚼困難になると食事バランスが崩れ，糖質偏重食・低栄養などから代謝・体組成が悪化し，NCDsを誘発する．歯科補綴による咀嚼機能の回復と適切な保健指導が摂食環境の整備改善につながり，NCDsの予防改善になるのである．

1）咀嚼機能低下症とNCDs

（1）糖質代謝

口腔機能低下症の多くは，高齢期の摂食嚥下に関連した機能低下を対象としている．しかしながら口腔機能低下症の狭義の領域に大臼歯欠損による咀嚼機能機能低下があり，あえてそれを咀嚼機能低下症として機能障害と認識する必要がある．

国民の健康づくりに関する施策「健康日本21」では，努力目標として一日350gの野菜（うち120gの緑黄色野菜）の摂取をあげている[7]．しかし，咀嚼機能が低下した人の多くは，咀嚼力を必要とする野菜の摂取量が不足しがちであり，この目標は達成困難である．野菜不足は健康維持に欠かせない栄養素であるビタミン・ミネラルや食物繊維，さらには体内での酸化反応（＝老化）を防いでくれる抗酸化物質の不足を招き，発がん率が上昇するという報告もある．

咀嚼能力が衰えた人は噛み応えのある食品を避ける一方で，軟性食材である炭水化物（糖質）の摂取量が増加する糖質偏重食の傾向を示す．糖質の血糖値上昇を示す指標として血糖指数 Glycemic Index（GI）が用いられて，0～100の値で示される（**表 2**）．

食物繊維の多い糖質は GI 値 60 以下の低 GI 食品であり血糖値の上昇を抑えるが，「噛めない」人は摂取が困難である．一方で，軟性食材には血糖の急上昇を招く高 GI 食品が多く，食べやすさからの早食い・丸呑みにより食速度が速まり過食傾向から食後高血糖を惹起する食習慣が形成されていく．これはすでにⅡ型糖尿病の未病の状態といえよう．グリセミック負荷 Glycemic Load（GL）は，摂取した糖質の質量と血糖指数 Glycemic Index（GI）の積で示さ

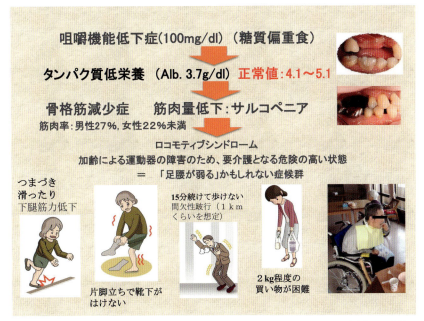

(武内博朗,他:歯科発 アクティブライフプロモーション 21, 90〜95, デンタルダイヤモンド社, 2017 より転載)

図4 口腔虚弱からタンパク質エネルギー低栄養(PEU)を経由してサルコペニアとロコモティブ症候群に至る

れ,咀嚼機能が低いと GL が上昇しやすいと考えられる.

(2) 体組成への影響

骨格筋量を維持するタンパク質は,正常な身体機能の保持に不可欠な栄養素だが,良質なタンパク質を豊富に含む食材は,その多くが咀嚼力を要求されるため,大臼歯を失うと相対的にタンパク質の摂取量が減少することが知られている.

咀嚼機能低下を放置し,不適切な食習慣が続けば,カロリーは充足できても健康維持に必要な栄養素が不足する.咀嚼機能低下が長期にわたると慢性的低アルブミン血症(3.4 mg/dL 以下)となり骨格筋量や骨量が減少していき,ついにはサルコペニアへとつながっていく(図4).

筋量低下は基礎代謝低下と連動しており,摂取した中性脂肪や LDL コレステロールが内蔵脂肪を増加させる傾向がある[8,9].

2)咀嚼機能回復と保健指導

「噛めない」状態で長期にわたり生活してきた患者に対しても,これまでの歯科補綴治療が担ってきた役割は咀嚼機能回復までであった.しかし,前述の好ましくない食習慣により形成された偏った栄養バランス,カロリー過多,糖質代謝や基礎代謝の低下などに介入せず,それを放置したまま咀嚼機能だけを向上させた場合,回復前よりも糖質偏重食の過食が進み,内臓脂肪蓄積や血管の弾力性の低下,糖質・脂質代謝の悪化,骨量や筋力の低下などを招き[10],基準を逸脱した体組成となってしまう(図5).

健康増進のためには,摂食の環境整備を起始点とした栄養状態改善を促す保健指導が必要である.歯科補綴装置(義歯・人工歯根)による機能回復の最終目的は NCDs に至る栄養状態の改善,体組成の改善と健康づくりにある.歯科補綴治療の中に,生活習慣病を抑制するための保健指導を適切に組み入れ,摂食環境の改善から理想的代謝・体組成の発現までをひとつの診療単位として包括することで,国民の健康維持増進に果たす補綴治療の役割と価値は格段に向上すると思われる[11](図6).

3)オーラルフレイルの予防から健康寿命延伸へ

大臼歯を失い,口腔虚弱に陥った状態を放置していると,栄養摂取量低下から低栄養状態となり,骨格筋が減少し,サルコペニアおよび骨質・筋肉量低下を経て,やがてはロコモティブシンドローム,すなわち運動器が障害され介護を必要とする状態へと

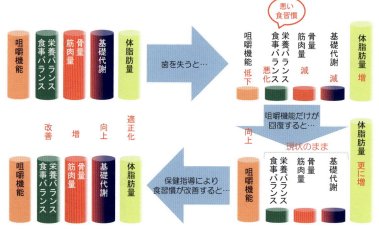

(武内博朗：咀嚼機能回復が体組成・代謝の改善におよぼす影響，ヘルスサイエンス・ヘルスケア 12：97〜103，2012．より改変)

図5 咀嚼機能が，食事バランス・体組成・代謝に及ぼす影響

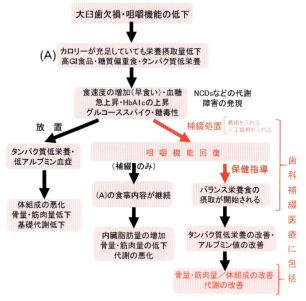

(武内博朗，他：歯科発　アクティブライフプロモーション21，90〜95，デンタルダイヤモンド社，2017より転載)

図6 大臼歯喪失から保健指導実施までの流れ
NCDsの予防・重症化予防には，補綴診療に保健指導を組入れることが効果的である

続く危険がある（**図4**）．元をただせば数十年前に端を発する大臼歯欠損と咀嚼機能の低下が，はからずも寝たきりの初期要因の一つとなってしまうのである．大切なのはわれわれ歯科医師が臨床において，咀嚼機能低下が全身に及ぼす影響について常に意識し，患者の身体機能低下が顕著になる前の段階を見逃さずに，口腔虚弱から始まる負のスパイラルの全体像（**図4**）を説明し理解させる努力を惜しまないことである．

糖尿病と歯科的介入の関係を**図7**に　a．炎症菌血症とb．咀嚼機能低下との関連について示した．

6 歯科からはじめる健康づくりと医療連携

平成20年から，メタボリック症候群のリスク発見と予防を目的に特定健康診査・特定保健指導が実施されている．これらが脳卒中や癌等の生活習慣病の上流部分にあり，疾病発症前の段階で予防するほうが合理的かつ効果的だからであるが，このメタボリック症候群の上流には，これまで述べてきたようにう蝕や歯周病に起因する慢性持続性炎症と歯原性菌血症があり，咀嚼機能低下がある．歯科口腔領域の医療は，疾患形成の上流部分へのアプローチであり，国民の健康づくりに歯科が関与することで，健康寿命延伸への貢献が期待できる[13]．

歯科医師法第一条には「歯科医師は，歯科医療および保健指導を掌ることによって，公衆衛生の向上および増進に寄与」するとあり，歯科医師は保健指導を行うことも重要な仕事である．歯科からはじめる健康づくりとは，う蝕や歯周病などの身近な病態を起点として，その先にある生活習慣病に対する発症予防と重症化予防である．

疾病を重症化させず，未病の段階で収束させるには，臓器別専門医同士が，横断的に密に連携・協調することが理想である．自らの専門分野だけでなく，学際領域に関しても広く浅く，身体全体に目を向け，患者の健康増進や未病の解決へとつながる医

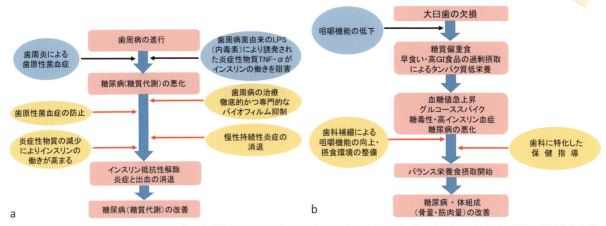

(武内博朗,他:歯科発 アクティブライフプロモーション21, 90〜95, デンタルダイヤモンド社, 2017より転載)

図7 a 糖尿病に対する歯周病介入効果
b 糖尿病に対する咀嚼機能回復の改善効果

療の提供を目指すべきである.

　　　武内博朗(鶴見大学歯学部臨床教授・武内歯科医院)

文　献

1) Iwai T, et al.:Oral bacteria in the occluded arteries of patients with Buerger disease, J Vasc Surg, 42:107〜115, 2005.
2) 鴨井久一,花田信弘,佐藤　勉,野村義明編:Preventive Periodonotology, 医歯薬出版,東京,2007.
3) D'Aiuto F, Ready D, Tonetty MS:Periodontal disease and C-reactive protein@associated cardiovascular risk, J Periodontal Res, 39 (4):236〜241, 2004.
4) Löe H:Periodontal disease the sixth complication of diabete melltius, Diabetes Care, 16:329〜334, 1993.
5) 財団法人ライオン歯科衛生研究所編:歯周病と全身の健康を考える,医歯薬出版,東京,2004.
6) Taylow GW, Burt BA, Becker MP, et al.:J Periodontol, 67 (10 Suppl):1085〜1093, 1996.
7) Takeuchi, H and Hanada, N:Physicochemical and immunological research to reduce the dental caries epidemic−a paradigm shift in the role of a caries vaccine−, J Oral Biosci, 47 (3):243〜252, 2005.
8) Takeuchi H, et al.:Clinical study of mutans streptococci using 3DS and monoclonal Antibodies, Jpn J Infect Dis, 54:34〜36, 2001.
9) 厚生労働省・健康日本21企画検討会・健康日本21策定検討会:21世紀における国民健康づくり運動(健康日本21)について,報告書,2000.
10) Wakai K, et al.:Tooth loss and intakes of nutrients and foods:a nationwide survey of Japanese dentists, Community Dent Oral Epidemiol, 38 (1):43〜49, 2010.
11) Yoshihara A, Watanabe R, Nishimuta M, et al.:The relationship between dietary intake and the number of teeth in elderly Japanese subjects, Gerodontology, Dec, 22 (4):211〜218, 2005.
12) 升谷滋行,他編,武内博朗・花田信弘:歯科医療ナビゲーション　今さら聞け!ないこんな事,口腔保健協会,東京,166〜175, 2013.

第2章

保健指導を学ぶ

第2章　保健指導を学ぶ

1 食育をキーワードにした，子育て支援活動

1 食育基本法

「二十一世紀における我が国の発展のためには，子ども達が健全な心と身体を培い，未来や国際社会に向かって羽ばたくことができるようにするとともに，すべての国民が心身の健康を確保し，生涯にわたって生き生きと暮らすことができるようにすることが大切である」．これは平成17年に制定された食育基本法の前文冒頭である．

食育はあらゆる世代に必要なものであるが，同法では特に「子どもたちに対する食育は，心身の成長及び人格の形成に大きな影響を及ぼし，生涯にわたって健全な心と身体を培い豊かな人間性をはぐくんでいく基礎となるものである」と規定している．

2 食を通じた子どもの健全育成

1）ねらい

食べることは生きるための基本であり，子どもの健やかな心と身体の発達に欠かせないものである．子どもの健やかな心と身体を育むためには，「なにを」「どれだけ」食べるかということとともに，「いつ」「どこで」「誰と」「どのように」食べるかということが重要である．人との関わりも含め，これらのほどよいバランスが，心地よい食卓を作り出し，心の安定をもたらし，健康な食習慣の基礎になる（厚生労働省「食を通じた子どもの健全育成（―いわゆる「食育」の視点から―）のあり方に関する検討会」報告書について より）．

2）目標

厚生労働省の「食を通じた子どもの健全育成のあり方に関する検討会」は「楽しく食べる子ども」に成長していくために，具体的に下記の5つを目標としている（表1）．これらはそれぞれ独立したものではなく，関連し合うものであり，それらが統合されて一人の子どもとして成長していくことを目標とする．

（1）食事のリズムがもてる

空腹感や食欲を感じ，それを適切に満たす心地よさを経験させる．

（2）食事を味わって食べる

離乳期からいろいろな食品に親しみ，見て，触って，自分で食べようとする意欲を大切にさせる．味覚など五感を使っておいしさの発見を繰り返し経験させる．

（3）一緒に食べたい人がいる

家族や仲間などとの和やかな食事を経験することにより，安心感や信頼感を深めさせる．

（4）食事づくりや準備に関わる

子どもの周りに食事づくりに関わる魅力的な活動を増やし，ときには家族や仲間のために作ったり準備したりすることで満足感や達成感を得る経験をさせる．

（5）食生活や健康に主体的に関わる

幼児期から食事づくりや食事場面だけでなく，遊びや絵本などを通して食べ物や身体のことを話題にする経験を増やす．思春期には自分の身体や健康を大切にする態度を身につけ，食に関する活動への参加など情報のアンテナを社会に広げさせる．

3 子どもの発育・発達過程と到達目安

子どもの食に対する接し方は発育とともに変化する．表2に表1の目標を達成するための，発育・発達過程別の到達目安を示す．

1）授乳期・離乳期（1歳未満）

安心と安らぎの中で食べる意欲の基礎づくりを目標とする．母乳（ミルク）を，目と目を合わせ優しい声かけと温もりを通してゆったりと飲むことで，心の安定がもたらされ，食欲が育まれる．離乳期に

表1　楽しく食べる子どもになるための目標

1．食事のリズムがもてる
食事のとき，おなかはすいていますか？
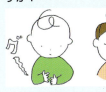

2．食事を味わって食べる
よく噛んでゆっくり食べていますか？

3．一緒に食べたい人がいる
楽しく食事をしていますか？
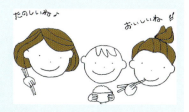

4．食事づくりや準備に関わる
食事づくりに挑戦していますか？
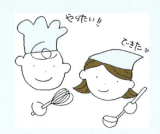

5．食生活や健康に主体的に関わる
自分の健康的な体重を知っていますか？
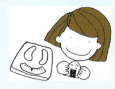

は，離乳食を通して少しずつ食べ物に親しみながら，咀嚼と嚥下を体験する．

離乳食に移行する時には，歯の萌出に合わせて食形態を変化させる．指を吸ったり，おもちゃをくわえたりする遊びは，口唇や舌，顎を動かし，食べ物の大きさなどを感じとるという，離乳食を食べるための準備行動に関係するので，無理に止めさせないようにしたい（図1）．

離乳食を上手に噛み，飲み込むためには口唇がしっかり閉じていることが必要である．スプーンなどで食べさせる時もこれに配慮し，さらに食事中の姿勢にも注意する．スプーンで食べさせる時には口の奥の方に入れないようにし，上唇を使って捕食ができるように心がける（図2）．

離乳期も後期になると，自分でつかんで食べたいという意欲が芽生え，手づかみで食べ始める．このためには食べ物を目で確かめて，つかんで，口まで運び，口に入れるという行動の発達が必要である．いろいろな食べ物を見る，触る，味わう体験を通して，自分で進んで食べようとする力を育む時期である（図3）．

表2　発育・発達過程と到達目安

1．授乳期・離乳期
安心と安らぎの中で母乳（ミルク）を飲む心地よさを味わう
いろいろな食べ物を見て，触って，味わって，自分で進んで食べようとする

2．幼児期
おなかがすくリズムがもてる
食べたいもの，好きなものが増える
家族や仲間と一緒に食べる楽しさを味わう
栽培，収穫，調理を通して，食べ物に触れはじめる
食べ物や身体のことを話題にする

3．学童期
1日3回の食事や間食のリズムがもてる
食事のバランスや適量がわかる
家族や仲間と一緒に食事づくりや準備を楽しむ
自然と食べ物との関わり，地域と食べ物との関わりに関心をもつ
自分の食生活を振り返り，評価し，改善できる

4．思春期
食べたい食事のイメージを描き，それを実現できる
一緒に食べる人を気遣い，楽しく食べることができる
食料の生産・流通から食卓までのプロセスがわかる
自分の身体の成長や体調の変化を知り，自分の身体を大切にできる
食に関わる活動を計画したり，積極的に参加したりすることができる

2）幼児期（1歳以降，小学校就学前（6歳未満））

食べる意欲を大切にし，食の体験を広げることを目標とする．睡眠，食事，遊びといった活動にめりはりが出てくるので，一生を通じての食事リズムの基礎を作る重要な時期となる．また，活動範囲が少しずつ広がり，好奇心も強くなってくるので，食への興味や関心がもてるように，食べる意欲を大切にして食の体験を広げていきたい．この時期には好き嫌いも出てくるが，簡単な調理を手伝ったり，栽培や収穫の体験学習をしたりなど，様々な食べ物に子ども自身が意欲的に関わる体験を通して，子どもの食べたいもの，好きなものを増やしていきたい．

18カ月頃には，窒息を防ぐために一口食べを覚えさせる．3歳頃から箸の正しい使い方，お椀類での食べ方などを教える．この頃の食事の仕方，例えば「早食い」，「丸飲み」などは生涯の食習慣に影響する．それは肥満など心と体の健康にも関係するため，注意が必要である．乳歯の萌出完了期に臼歯でしっかり噛むことが不正咬合を減らす一番の要因となる．

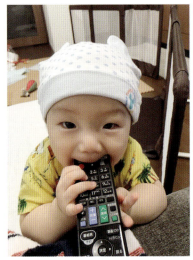

図1　離乳食を食べるための準備行動

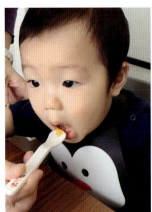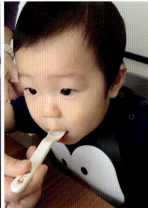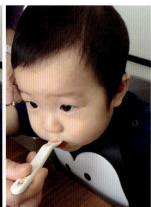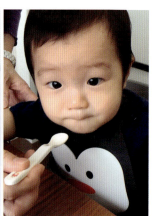

図2　離乳食は口の奥に入れないで，上唇を使って捕食させる

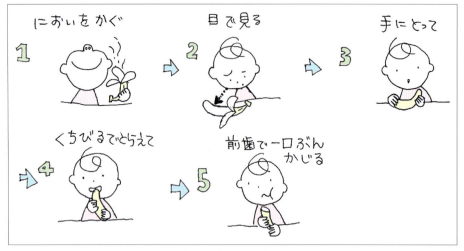

図3　食べようとする行動の発達

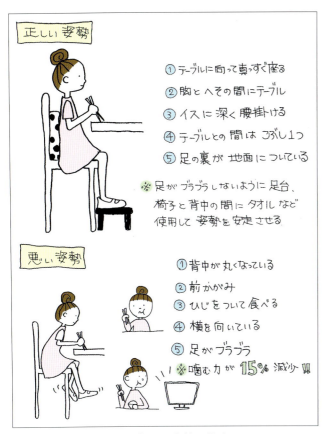

図4 食べる姿勢に注意

　食物はよく噛んで味わわせて，お茶や汁物で食物を流し込まないようにさせる．また耳鼻科的な問題がなければ咀嚼中は口唇を閉じさせる．間食は規則正しく与え，食事の妨げにならないようにする．砂糖が多く含まれる飲料（スポーツドリンクを含む）は親の管理下に置き，子どもが自由に飲めるような環境にはしない．

　この時期からは食べる時の姿勢にも注意したい．足がブラブラしないように足台を作ったり，椅子と背中の間にタオルや低反発の枕などをかませたりして姿勢を安定させる．食事中はいつも同じ方向を向いてテレビを見たり，足を組んだりさせない（図4）．

　家族や仲間と一緒に食べる楽しさを味わうことは，身近な人との基本的信頼感を確認していくことになる．また料理づくりには，味，色，香り，音など，子どもの好奇心を刺激する発見や驚きがある．さらに買い物や食事場面で食材や食べ方について話題にしたり，本を見たりする体験を通して食べ物への関心は深まる．

3）学童期（6～12歳）

　食の体験を深め，食の世界を広げることを目標とする．様々な学習を通して，栄養バランスや食料の生産・流通から食卓までのプロセスなど，食に関する幅広い知識を習得する．健康や福祉，環境問題や国際理解など，多くの課題との関連のなかで，食の広がりについて学ぶ．体験学習や食に関わる活動を通して，食べてみたい，作ってみたい，もっと知りたい，そして誰かに伝えたいといったように，食への興味や関心が深まり，自分が理解したことを積極的に試してみようとする力が育つ．

　また，良く噛んで食べることの意味を伝え，食塊を大きくして噛む回数を増やす．姿勢については幼児期と同様に，食事の際には足は接地できるように足台等を用いる．

　この時期は友人や家族との外食やコンビニ食などを食べる機会が多くなるが，味覚が単純化・均一化しないように幅広い味覚を体験することが大切である．甘味，塩味は乳幼児期から本能的に好まれる味であるが，本来は動物が忌避する苦味，酸味，辛味，渋味などの味は好みに差が生じる．

　また家庭環境により孤食や欠食，偏食が起こりやすい時期でもあり，誤った間食のとり方が本来の食事に影響しないようにしたい（表3）．

4）思春期（約13歳以降）

　習得した知識を応用して自分の健康や食生活に関する課題を見つけ，実践し，自ら評価することにより自分らしい食生活の実現を図る．この時期には肥満やヤセといった将来の健康に影響を及ぼすような健康課題もみられるので，自分の食生活を振り返り，評価・改善できる力が必要である．社会の一員として人のために役立つ活動や，一緒に食べる人への気遣いなど，周りの人と関わりや，食の文化や環境に積極的に関わることが楽しいと感じるようになる．

　学童期と比較して，自己管理が十分にできている場合とできていない場合との差が如実に現れ，歯と口腔，そして全身の健康の個人差が大きくなる可能性がある．特にヤセ願望，欠食，貧血，摂食障害，誤った食習慣などに注意する．

表3 小児期における歯科からの食育支援アプローチ

1. 母子保健活動を通じて
   - 乳幼児歯科健診における歯科保健指導, 食べ方相談・指導
   - 保育所・幼稚園における歯科健診や歯科講話などを通じた歯科保健と食育の推進
   - 地域の子育てグループなどに対する歯科保健と食育に関する情報提供
2. 学校保健活動を通じて
   - 「生きる力をはぐくむ学校での歯・口の健康づくり」を通じた歯科保健と食育の推進
   - 家庭・地域社会と連携した歯・口の健康づくりの中での食育の推進
   - 給食や教科(家庭科など)を通じての食育の実践(よく噛む食材を用いた弁当・おやつづくり, 味覚教育など)
3. 小児歯科学会活動・小児歯科臨床を通じて
   - 日本小児歯科学会としての食育推進に関する取り組み(保育所・幼稚園・学校等に対する普及啓発活動, 食品メーカーと連携した食育推進活動, 小児の口腔機能の評価に関する研究の推進など)
   - 歯科診療所における小児への歯科保健指導を通してのむし歯予防と不正咬合の予防と食育支援

表4 子どもが喜ぶメニュー

「おかあさんやすめ　ハハキトク」
- お：オムライス
- か：カレーライス
- あ：アイスクリーム
- さん：サンドイッチ
- や：やきそば
- す：スパゲティー
- め：目玉焼き
- ハ：ハンバーグ
- ハ：ハムエッグ
- キ：ギョウザ
- ト：トースト
- ク：クリームスープ

表5 保護者が子どもに食べさせたい食材

「まごわやさしい」
- ま：豆類
- ご：ゴマなどの種実
- わ：わかめなどの海藻類
- や：やさい
- さ：魚などの魚介類
- し：しいたけなどのキノコ類
- い：イモ類

(「まごわやさしく」とし, 「く：果物」とする場合もある)

4 子育て支援のポイントは咀嚼と味覚

大人になってからメタボリックシンドロームを指摘され, 特定保健指導を受けて行動変容を迫られても食の好みや食べ方の癖を直すことは容易ではない. 好みや癖を抑え込むことは大きなストレスになり, それが新たなる病になってしまうという問題もある. したがって, 生涯を通じて健康の維持・増進に最も効果的なのは, 幼い頃に「健康の維持・増進」に役立つ食の好みと食べ方を身につけることである.

幼少期に獲得できる「健康の維持・増進に役立つ食の好みと食べ方」の具体例には「咀嚼」と「味覚」があげられる.「おかあさんやすめ　ハハキトク」や「まごわ　やさしい」という一文をご存知だろうか. 前者は子どもが喜ぶメニュー(**表4**), 後者は保護者が子どもに食べさせたいと考える食材(**表5**), それぞれの「頭一文字」を並べた文である.

「おかあさんやすめ　ハハキトク」は, ①あまり噛まなくても飲み込める軟らかなメニュー, ②味が濃く, 繊細な味覚認識能力を使用しなくても美味しく食べられるメニュー, ③早食いが可能で, 満腹になるまで食べればエネルギーオーバーになりやすいメニューである.

「まごわやさしい」には, ①硬くてよく噛まなければ飲み込めない食材, ②淡い味わいをもち, よく噛むことで口中での味や香りの変化が楽しめる食材, ③ゆっくりしっかり噛んで食べなければならず, 低エネルギーでも満腹になりやすい食材である.

夫婦共働きで忙しく, 食事の準備や食事自体に時間をかけられない現代社会においては, 中食・外食を上手に利用し, 家族が喜ぶ食卓を短時間で上手に整えることは生活の知恵として否定されるものではないだろう. しかし, そこには落とし穴もある.

この項では食育をキーワードにした, 子育て支援活動として, 1) 咀嚼を考えた子育て支援活動, 2) 味覚教育を考えた子育て支援活動について論じる.

なお「子ども」と呼ばれる時期には「乳児期(授乳期, 離乳期)」「幼児期」「学童期」「思春期」「青年期」があり発育(=形態的変化), 発達(=機能的変化)とも大変著しい. これに伴い良好な栄養状態を作るための考え方や方法も大きく移り変わる. 本項では行政支援や健診がある「乳汁栄養期」「離乳期」, また給食や授業を通しての食育が行われる「学童期以降」を中心に取り扱う.

1）咀嚼を考えた子育て支援活動

「乳汁期」⇒「ゴックン期」⇒「モグモグ期」⇒「カミカミ期」⇒「パクパク期」を経て，18カ月を過ぎると，そろそろ幼児期の食事がはじまる．しかし幼児期前半（1～2歳）は基本的味覚能力の影響も強く（後述），摂食機能未熟による不適応（＝噛んで食べにくいものを嫌がる（図5））もあるので咀嚼訓練・味覚訓練といった「いわゆる学習」よりも，基本的な栄養素の摂取と，保護者との楽しい食体験の積み重ね（＝共食）の実施に重きを置くべきである．

口の機能の基礎は3歳までに作られるため，3歳までに，いかに順序よく，舌の正しい挙上，口の周囲の筋肉の使い方，顎の骨の発達，噛む筋肉の発達等を，授乳，離乳を通して学習しておくことは必須である．幼児期後半（3歳以上）になると「いわゆる学習による発達展開期」となるため，本人の性格や興味・関心に応じて，噛むことを身につける．「よく噛んで食べなさい」という言葉は昔から躾の一環として用いられてきた．

表6は1990年，日本咀嚼学会が「ひみこのはがいーぜ」という語呂合わせを提示し，咀嚼の効能と重要性を説いた．ただし残念ながら咀嚼と健康の維持・増進の関係については，まだ科学的根拠が十分にあるとはいえない状況にある．しかし最近では「"噛む"を測ることによるヘルスプロモーションシステムの開発に関する研究」（新潟大学大学院）が平成29年度「IoT等活用生活習慣病行動変容研究事業」に採用されるなど，科学的根拠を明らかにすべ

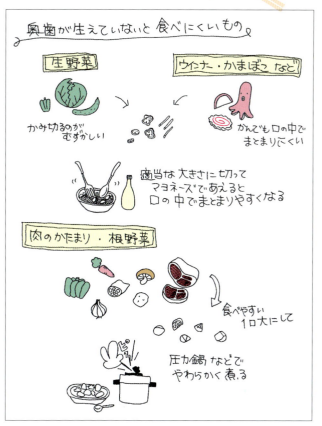

図5 奥歯がないと食べにくいもの
噛んで食べにくい食材は調理法で工夫．

く研究が行われている．またよく噛むことは，神経ヒスタミンの分泌を促進して食欲を抑制したり，交感神経を刺激して代謝を活発にしたりという効果を持つといわれており，実際に早食いの人にBMI（Body Mass Index）が高く，つまり肥満が多いことを示そうとした疫学調査もいくつか存在する（図9）．

コラム1
　ファミリーレストランに行って，食べ物，甘い飲み物，デザートがセットになった「お子様プレート」を注文したとする．それを子どもに自由に食べさせれば，多くの子どもが甘い飲み物やデザートから食べるだろう．この行動は甘いものをエネルギー源として認識する，動物の本能と考えてもよい．しかし大人は食後にデザートを食べた方が食事全体をおいしく食べられ，楽しく食事が終了できることを経験的に知っている．子どもには甘い飲み物やデザートを先に食べて，血糖値の上昇により食事を残すようなことがないようにさせたい．また，お子様プレートの内容は，「おかあさんやすめ　ハハキトク」の食品が多いために注意が必要．

コラム2
　子どもが帰宅後，「お腹がすいた」と言う光景に時々出会う．ここで必要なのは間食であろうが，間食とは間の食事であり，必ずしも菓子を与えることを意味しているのではない．満腹感は胃の中にどのくらいの食物が入ったかだけでなく，血糖値で判断される．とりあえず甘いものを与えれば子どもは満足するのだろうが，血糖値の上昇により肝心な食事が満足に食べられなくなる状況は避けなければならない．保護者は子どもの栄養バランスを考えて食事を作っているはずである．その食事を「お腹がすいた」「ごはんまだ？」状態で子どもに与えるようにしたい．またそのためには十分な運動（遊び）も必要だろうし，短時間であれば我慢させる習慣や食事の手伝いを通して家族の一員であることを自覚させるようにしたい．

表6　咀嚼の効能「ひみこのはがいーぜ」

| ひ：肥満予防になる |
| み：味覚が発達する |
| こ：言葉がはっきりする |
| の：脳の発達を促す |
| は：歯の病気を予防する |
| が：ガンを予防する |
| い：胃の働きをよくする |
| ぜ：全力投球が可能になる |

（1990年　日本咀嚼学会）

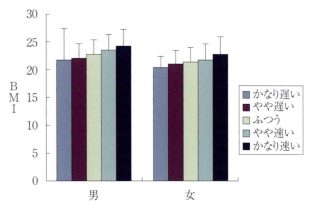

(Otsuka R, et al.: Eating fast leads to obesity: findings based on self-administered questionnaires among middle-aged Japanese men and women, *J Epidemiol*, 16（3）: 117～124, 2006 より作成)

図9　食べる早さとBMIの関係

　また,「肥満症治療ガイドライン2006」には,食物をゆっくり噛んで咀嚼回数を記録させる方法が,肥満患者の肥満解消のために有効であると書かれている．咀嚼の刺激が脳内の血流を活発にする,咀嚼により唾液が出るといったことは経験的に理解でき,これらがう蝕や歯周病予防といった口腔保健に有益であることは広く知られるようになっている．最適な咀嚼回数の解明は今後の課題だが,咀嚼が健康の維持・増進に有益であることはまず間違いない．

　訓練の中心はやはり家庭での食事となるので,子育て支援の具体的な方法としては保護者を対象とした「噛むということの意味や大切さを説く座学講座」や「美味しく,楽しく噛むことを実践できるメニューを学ぶ料理教室」などがあげられる．

　保護者に「咀嚼訓練に適切なものは？」と質問すると,決まって出てくるのが「せんべいなどの堅い物」という答えである．しかし「咀嚼訓練＝堅いもの」ばかりではない．①するめ,干しシイタケ,切り干し大根といった「かんぶつ」のように弾力性に富む食材を用いる,②ゴボウをはじめとした不溶性食物繊維に富む野菜類を大きめに切って調理する,③キノコ,海草など水溶性食物繊維に富む食材を用いる,なども咀嚼訓練にはよい．

　「咀嚼訓練」は「食品には様々な食感があることに気づき,噛むことで味わいの世界が広がることを知り食への関心が高まる」→「幅広い食品を受容できることにつながる」→「多種多様な食品をしっかり噛んで味わいながら食べる『よい食習慣』が身につく」→「生涯健康に生きることを可能とする」,というステップを踏んで最終目標達成のため実行するものである．「訓練のための訓練」になっては意味がない．

　上手く噛めないこと,苦手な食感があることを叱責するのではなく,克服を前提としながらも,「今」どうやって美味しく食べるかの工夫も大切である．訓練が「嫌な記憶」となってしまっては逆効果である．その食品が「嫌な思い出」として刻み込まれ,生涯食べられないものとなってしまう可能性もある．上手く噛めないことや,苦手な食感に対しては,切り方を変える,加熱方法を変えるなどの工夫をしたい．

2）味覚教育を考えた子育て支援活動

　「食品の機能」に関しては,1984年当時の文部省特定研究として進められていたプロジェクトで,

コラム3

　乳歯が全て生えそろえば,もう一通りの物が咀嚼できると想像する人もいるだろう．しかし「道具がそろう」ことと「効果的に使用できる」ことは別問題である．例えば20本の乳歯が生えそろったばかりの小児に,サラダのレタスを与えるとする．レタスのような繊維質の食物（食物繊維が多いという意味ではない）を咀嚼し,嚥下できる状態にするのは,この頃にはまだ困難である．最初はドレッシングの味を楽しんで咀嚼するが,ドレッシングの味がなくなるとレタスが有する苦味を感じるようになり,吐き出すのが一般的である．個人差が大きいが,レタスを上手に咀嚼できるようになるのは5歳位と考えてよいだろう．何よりもその子の発達に合わせた食形態やお腹を空かせた環境を整えて,保護者は長い目で機能の発達を見守ることが重要．

「食」がヒトに与える影響として以下の3項目が示された.

①食の1次機能：必要な栄養素とエネルギーを供給する機能

②食の2次機能：味わいや香りなどの嗜好性を満たす機能

③食の3次機能：免疫力強化，老化抑制，肥満予防といった生体機能の調整作用機能

コラム4

のどの「ガラガラうがい」は比較的早い時期から行うことができるが,「ブクブクうがい」は難しい.ブクブクうがいを行うためには筋の同調が必要である.ブクブクうがいができるようになって,初めて歯磨き時に歯磨剤を使用することが可能になる.3歳でできる子もいるし,もっと遅くなる場合もある.ブクブクうがいでも,特に片側の頬に水を集め,それを反対側に移す形のうがいはさらに難しい.これができれば片側咀嚼や側方運動によるグラインディング（すりつぶし）が可能になってくる.水がこぼれても大丈夫な浴室などで,ブクブクうがいや狙った場所に吐き出す練習をすることもある.自院では水を30秒口に溜められるようになったら,ダルマさんアップをして片方どちらかの頬の空気を手で押さえて抜き,もう片方の空気の溜まった頬を押さえるエアーブクブク練習を導入している.

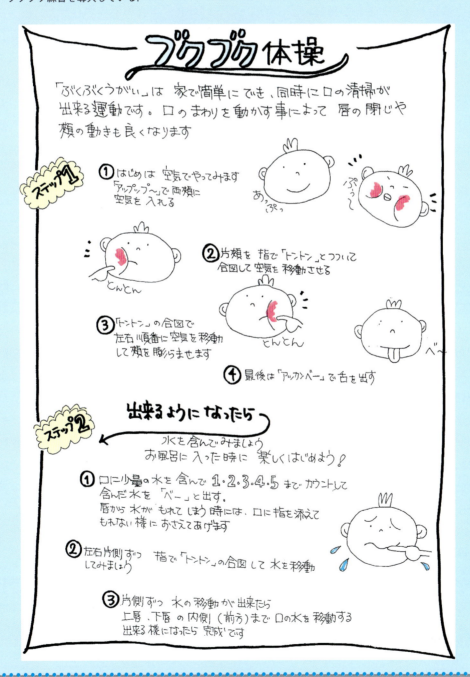

「食の1次機能」（第1章4. 参照）と「食の3次機能」（第1章7. 8. 9. 他参照）については，第1章ですでに学んだ．ここでは「小児の食育」で重要な「食の2次機能」について述べたい．

戦後の食糧難と高度経済成長を経て，食卓の豊かさが実現された今，「味覚」という言葉は「美味しさ」と言い換えられ，グルメをはじめとした「食の楽しみ」「嗜好性」として論じられる．しかし本来「味覚」とは，食べて有益なものか，あるいは有害なものかを判断する仕組みであり生き物が備えた命を守るための「安全センサー」である．

「味」を呈する物質は唾液に溶け，舌にある味蕾の味孔の味細胞で感知される．これが神経によって脳に電気信号として送られ「味」として認識される．「基本味」は5種類あり，このうち「甘味」「塩味」「酸味」「苦味」の4つは，1916年にドイツの心理学者ヘニングによって提唱されたが，この時すでに池田菊苗（きくなえ）博士によって「旨味」も発見されていた（1907年）．なお「辛味」や「渋味」は物理的刺激や口腔内に広がる香りとの複合的な刺激によって生ずるものであり，化学物質が味蕾に触れて発生する「基本味」とは区別される．

それぞれの「基本5味」は，食品の中にどんな栄養素や成分が含まれているかを表している．「甘味」はエネルギー源である炭水化物や脂質，「旨味」は身体の構成成分である蛋白質，「塩味」は代謝などの調整機能を担うミネラルの存在を示し，食べて有益であるサインであるが「酸味」は腐敗物，「苦味」は毒物の存在を示唆する味であり，食べると有害である可能性を動物に知らせている（**表7**）．

ヘブライ大学のスタイナー博士は，生後すぐの新生児に「甘味」「旨味」「塩味」「酸味」「苦味」を呈する液体を口に含ませ，その表情を観察するという実験を行っている．新生児は「酸味」「苦味」には嫌悪感を示したが，「甘味」「旨味」には微笑んだような表情を見せ，「塩味」には大きな反応を示さなかったと報告している．これが前述した「基本的味覚能力」である．

本能的に受け入れられる「甘味」「旨味」「塩味」に対し，「酸味」「苦味」は「教育の味」「文化の味」と呼ばれ，生育の過程で心地よい味，食を豊かにしてくれる味として「獲得していく味覚」である．特に「苦味」に関しては，「閾値」（＝味を感知できる最低の濃度）が他の4つの味に比してはるかに低く，ごくわずかの量でも感知できること，大人になるに従い「苦味」を感知する味蕾の数は，他の4つの味を感知する味蕾の数に比べ，減り方が大きいこと，肉食動物，雑食動物，草食動物の順に苦味に対して鈍感になる傾向があり，これは苦味を含む食草を許容する必要があるからと考えられるなど，興味深い点も多い．

健康の維持・増進には，食事のバランスが重要であり，特定の食品群（第1章4-3）の摂取を強調することは避けるべきであるが，過剰摂取に陥りやすい食品群を控えることや，不足しがちな食品群を意識して摂ることは，食事のバランスを整えるという観点からいっても否定されるものではない．

現代人の食事傾向はVSOCaFe（V：野菜不足，S：塩分過多，O：油脂分過多，Ca：カルシウム不足，Fe：鉄分不足）の傾向にあるとされる．その最も簡単な解決法は「野菜，芋類，きのこ，海草を使った一皿」＝「副菜の充実」にある．厚生労働省は1日に350g以上の野菜類の摂取を推奨しており「食事

表7 「基本味」と栄養素・成分の関係

甘味：炭水化物や脂質（エネルギー源）
旨味：タンパク質（身体の構成成分）
塩味：ミネラル（代謝などの調整機能）
酸味：腐敗物
苦味：毒物

コラム5

ニンジンなどの野菜スティックは小さな子どもでも食べやすい．ニンジン本来の甘みを味わうことができ，味覚の発達にも役立つだろう．また圧力鍋を使い野菜をそのまま切らずに火を通したポトフやシチューなどは，野菜を一口大に切り分け咀嚼する一連の動作が，一緒に食事をする人の真似をして覚えられる．ここで大切なのは，お腹がすいた状態で席に着き，家族でおいしいねと声をかけ合い，たっぷり時間をかけて素材本来の味をみつけ，丸飲みをしたり，水や汁物での流し込みの食事をさせないことである．

バランスガイド」（第1章4-7）では，これを「副菜＝5皿」と表現している．副菜1皿＝70gというわけだ．国民健康・栄養調査（第1章4-5）によれば，現在の日本人の野菜摂取量はおおむね280g程度であることから厚生労働省が推奨する350g以上には，あと70g＝1皿分足りない計算となる．

　薄味に慣れ，苦味，酸味を受け入れる素地を早いうちから身に着ければ，野菜の摂取は容易となる．これにより前項1）でとりあげた咀嚼回数の増加につながるだけでなく，①低エネルギーでも満腹をえられて以下に示す利点を有する．肥満予防，腹部内臓脂肪低減，メタボリックシンドローム予防になる．②ビタミン・ミネラルの摂取量が増え三大栄養素の代謝がスムーズとなる．なかでも野菜に含まれるカリウムはナトリウムの排泄を促すことから高血圧予防につながる．③食物繊維の摂取により良好な腸内フローラ（第1章8-1）が維持され，腸内環境悪化との関連が指摘されている疾病の予防につながる．④抗酸化力，抗糖化力，がん抑制作用など，様々な健康維持・増進効果が期待されるファイトケミカルの摂取につながる，といったことも期待できるようになる．

　なお「基本的味覚能力」として備わっている「安全センサー」（＝酸味，苦味は危険で食してはいけない）を解除するのにもっとも有効なのは，信頼している保護者の笑顔と「おいしいね」の一言である．どんな説明，訓練より有効なのはやはり「共食」であり，食育推進基本計画でも繰り返し「共食」が強調される所以である．

5 まとめ

　厚生労働省が都道府県別健康寿命を初めて公表したのは2012年6月のことであった．昨今はセンテナリアン（百寿者）も増え，センテナリアンは肉類をよく食べるといった報道もあるが，健康長寿者だから食する意欲と良好な口腔機能の両者が必要な肉食が可能となっているのか，肉食が健康長寿者を作っているのか（原因と結果）は議論のあるところである．しかし，実際高齢となって口腔状態が悪くなると炭水化物，中でも咀嚼不要の糖類含有量の多い食品に食事が偏り，タンパク質摂取量が減って，フレイルにつながる．

　食育には様々な側面があり，躾や文化継承，食料自給率の確保，国土保全等を目的としたものも多いが「保健」を目的とする際には幼少期から①咀嚼の重要性を知り，口腔衛生の維持を当たり前のこととして身につけること，②健康の維持・増進に有利な味覚を育み，乳幼児期や学童期のう蝕予防，中年期のメタボリックシンドローム予防，中・高齢期の高血圧予防，老齢期のフレイル予防につなげることが重要である．

　これらは2009年，厚生労働省から公表された「歯科保健と食育の在り方に関する検討会」の報告書「歯・口の健康と教育〜噛ミング30（カミング　サンマル）をめざして〜」が求める，1) 小児期（乳幼児，学齢期）：「食べ方を育てるステージの食育」として「口腔機能の発達と咀嚼習慣の育成への支援」，2) 成人期：「食べ方で健康を維持するステージの食育」として「食べ方による生活習慣病予防への支援」，3) 高齢期：「食べ方で活力を維持するステージの食育」として「窒息・誤嚥の予防に考慮した食べ方支援と口腔機能向上サービスの強化」と合致する．食育をキーワードにした，栄養学的観点からの子育て支援は，健康長寿社会実現の要である．

竹内千惠（鶴見大学歯学部臨床教授・（医）鶴千会チエデンタルクリニック）

コラム6

　機会があったら離乳食を食べてみてほしい．大人にとっては全く味がない食べ物で，食べられたものではない．しかし母乳やミルクの味しか知らなかった子どもには，この味で十分なのである．仮にこの時期に親または祖父母が，大人が食べるような甘いものを与えたとする．それは子どもにとっては強烈な甘さなのである．人間を含む多くの動物は甘いものを本能的に欲するが，この時期の子どもにとっての強烈な甘さは，比喩は悪いが麻薬のような存在であり，繊細な味を受け付けなくなり，味覚の発達に影響する．ニンジンを咀嚼したときのような自然な甘さは受け入れ難くなってしまうのである．

第2章　保健指導を学ぶ

歯科が関与するNon-Communicable Diseases（NCDs）の保健指導（食事・栄養指導を中心に）

1 はじめに

　生活習慣病は「食習慣，運動習慣，休養，喫煙，飲酒等の生活習慣が，その発症・進行に関与する疾患群」と定義される．種類としては肥満，糖尿病，高血圧，高脂血症，高尿酸血症，大腸癌，肺扁平上皮癌，慢性気管支炎，肺気腫，アルコール性肝障害，歯周病等がある[1]．一方，世界保健機関（WHO）は不健康な食事や運動不足・喫煙・過度の飲酒などの原因が共通しており，生活習慣の改善により予防可能な疾患をまとめてNon-Communicable Diseases（以下NCDs）と名づけ，日本語では非感染性疾患と呼ばれ，これには癌・糖尿病・循環器疾患・慢性呼吸器疾患等が含まれる．

　2008年から高齢者医療確保法に基づいて特定健診・特定保健指導事業が開始された．その政令では『生活習慣病』は，高血圧症，脂質異常症，糖尿病その他の生活習慣病であって，内臓脂肪の蓄積に起因するものと定められている．しかし，慢性疾患の発症や悪化は個人の生活習慣のみならず社会環境による影響が大きく，保健分野だけでなく環境要因や経済的要因等の幅広い視点から，包括的に「NCDs対策」として施策を展開することが国際潮流となっている．このような背景を踏まえて「健康日本21（第2次）」では，主要な生活習慣病をNCDs対策という枠組みで捉えている[2]．厳密な意味では生活習慣病とNCDsは異なるが，上記のような背景を踏まえて現在は同義語として用いられることが多い．本稿においては世界的潮流と「健康日本21（第2次）」の施策を踏まえてNCDsという用語を使用する．

2 NCDs予防のための保健指導

　NCDsは①自覚症状がないまま進行，②長年の生活習慣に起因，③疾患発症の予測が可能，を特徴としている．これらを踏まえてNCDsに対する保健指導は対象者自身が，①健診結果を理解して体の変化に気づき，②自らの生活習慣を振り返り，③生活習慣を改善するための行動目標を設定し，④自らが実践できるよう支援し，⑤自分の健康に関するセルフケア（自己管理）を目的としている．特にメタボリックシンドロームに対する特定健康診査結果に基づいた特定保健指導は「高齢者の医療の確保に関する法律」と「国民健康保険法」で義務化されている．

1）メタボリックシンドロームと内臓脂肪の増加

　メタボリックシンドローム（Metabolic syndrome）とは，内臓脂肪型肥満（内臓肥満・腹部肥満）に，①高血圧，②耐糖能異常（高血糖），③脂質異常症のうち2つ以上の症状が同時に出ている状態を指す（図1）．メタボリックシンドロームがきっかけとなって引き起こされるNCDsには，糖尿病・高血圧症・脂質異常症・虚血性心疾患・脳血管障害・高尿酸血症・腎臓病・認知症・癌等がある[3]．

　内臓脂肪が増加すると，本来は脂質代謝や糖代謝を円滑にするアディポサイトカインの分泌異常をきたし，高血糖，高血圧，脂質異常などを惹起する．それに伴い動脈硬化が進んで虚血性心疾患や脳血管障害が発生し，加えて糖尿病関連合併症も増悪す

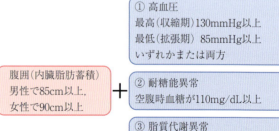

図1　メタボリック症候群の診断基準
内臓脂肪型肥満に加え，①高血圧，②高血糖，③脂質異常症のうち2つ以上の症状が同時に出ている状態を指す．

る[4,5]．言い換えれば，内臓脂肪型肥満に陥ること自体，すでにメタボリックシンドロームの構成要素を満たしていることになる（図2，3，表1）．これらのことを踏まえるとNCDs予防のための保健指導は，主に内臓脂肪量の減少と位置づけることができる．

2）エネルギーおよび体重のコントロール

内臓脂肪の蓄積は摂取エネルギー量の過剰または

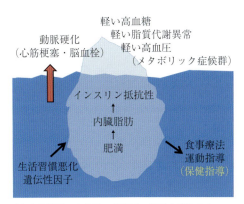

（山之内国男：内分泌・代謝系の運動生理とトレーニング効果，スポーツ医学研修ハンドブック・基礎科目，第2版，35〜42，文光堂，2013．より改変引用）

図2 メタボリック症候群の発生機序と治療概念

日常生活で出現する症状の陰に隠れる原因や増悪因子を患者に理解してもらうことが保健指導（食事・運動）の第一歩になる．

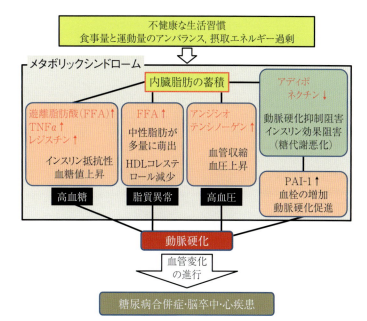

（厚生労働省：e-ヘルスネット，メタボリックシンドロームのメカニズム（2）アディポサイトカイン編より改変引用）

図3 内臓脂肪蓄積およびインスリン抵抗性との関係

内臓脂肪が蓄積すると脂肪細胞が肥大・増殖して各種アディポサイトカインの分泌異常が発生する．これが動脈硬化を促進し糖尿病・高血圧・脂質異常症を発症もしくは悪化させる．

表1 メタボリックシンドロームに関連するアディポサイトカイン

種類	働き
レプチン	◆脂肪が増加すると分泌が高まり食欲を低下させて肥満を防止 ▶脂肪の蓄積量が増加すると，過剰なレプチン分泌に満腹中枢が適切に反応せず（レプチン抵抗性），食べ過ぎにより肥満になる
アディポネクチン	◆傷ついた血管壁を修復して動脈硬化を予防 ◆インスリンの働きを高めて血圧を低下 ▶内臓脂肪の増加に伴いアディポネクチンの分泌が減少し，動脈硬化を防ぐ働きが低下．加えて，インスリン抵抗性の状態に陥り血糖を上昇
TNFα	◆内臓脂肪の増加で分泌が高まりインスリン抵抗性の状態に陥り血糖を上昇 ▶糖尿病を惹起あるいは増悪させる
PAI-1	◆内臓脂肪の増加で分泌が高まり，血栓を融解させるプラスミンの働きを阻害 ▶血栓を大きくし，血流不全状態を招く ▶メタボリックシンドロームでは動脈硬化が進行するため，血栓のできやすい状態が加われば心筋梗塞や脳梗塞の危険が高まる
アンジオテンシノーゲン	◆血圧上昇作用のあるアンジオテンシンの分泌を高める ▶内臓脂肪の増加に伴い分泌が増加し，血圧を上昇させて高血圧を招く
レジスチン	◆脂肪細胞，筋肉細胞，肝細胞などでインスリン抵抗性を惹起 ▶血糖値上昇

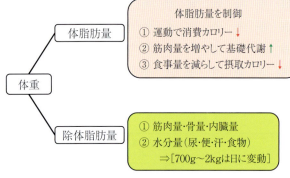

図4 体重の構成

体重は体脂肪量と徐脂肪体重（骨，筋肉，水分等）に分かれる．体重そのものより体組成に注目し，骨格・筋肉量を維持あるいは増加させ，体脂肪を減少させることが保健指導の目的となる．

a：ステップ1
BMI(Body Mass Index)
=体重(kg)÷[身長(m)×身長(m)]
=□

自分の標準体重（BMI 22が基準）
=身長(m)×身長(m)×22
=□

	BMI
低体重（やせ）	18.5未満
普通体重	18.5以上～25未満
肥満（1度）	25以上～30未満
肥満（2度）	30以上～35未満
肥満（3度）	35以上～40未満
肥満（4度）	40以上

適正エネルギー量
=標準体重×25～30(kcal)
=□

活動状態によるカロリー係数		
25kcal	軽労働	1H程度の運動
30kcal	中労働	2H程度の運動
35kcal	重労働	肉体労働

BMI 25以上（減量の場合）
適正エネルギー量を参考に食事をとる

b：ステップ2
基礎代謝量
=基礎代謝基準値(kcal)×体重(kg)
=□

基礎代謝基準値（厚労省）		
年齢	男性	女性
30～49歳	22.6	21.7
50～69歳	21.5	20.7

1日に必要なエネルギー量
=基礎代謝量×#身体活動レベル(1.5～2.0)
=□

#日常生活において体を動かす状況
動かない人(1.50)→肉体労働・定期的なスポーツ(2.00)

BMI 25未満（現状維持・増量）
以上1日に必要なエネルギー量を参考に食事をとる

図5 体重コントロールのための基本ステップ

自分の肥満度や体組成を知り，適正なエネルギー量を算出することが保健指導の基本である．これらを総合して体重コントロールのためのプログラムを作成する．

a：ステップ1として自己のBMI，標準体重，標準体重のための適正エネルギー量を知る．
注）適正エネルギー量は標準体重を維持するために必要な摂取エネルギー量
b：ステップ2として基礎代謝量と必要エネルギー量を知る．
注）基礎代謝量は人間が生きるための最低限必要なエネルギー（何もしなくても1日で消費される量）

消費エネルギーの量の減少，もしくはそれらの相乗効果による．保健指導の第一段階は，個人の摂取および消費エネルギー量を把握することである．エネルギーコントロールを行ううえで自分の体組成を知ることが重要で，体重とBMIはスクリーニングを兼ねて最初に算出する．体重は体脂肪量と徐脂肪体重に分かれ，徐脂肪体重は骨，筋肉，水分量が含まれる（図4）．エネルギーコントロールの目的は余剰な体脂肪（内臓脂肪）を軽減すると同時に，基礎代謝量を上昇させることである．体重コントロールは目標設定がしやすく，実現にための具体的プログラムも計画しやすい（図5a, b）．

体脂肪1 kg減量するために必要な消費エネルギーは約7,000 kcalである．これを基本として体重（体脂肪）減少量と，それに費やす日数を決めることで必要な削減エネルギー量を算出する．実際の体重コントロールでは，削減エネルギー量を達成するために摂取エネルギーと消費エネルギーをどのようにコントロールするのかを決定しなくてはならない（図6）．基本的に摂取エネルギー量は食事で，消費エネルギー量は運動で調節する．単純に食事を制限することで摂取エネルギー量を減ずるという方法は健康的な体重コントロールには不適切で，運動による消費エネルギー量の増加を同時に行うべきである

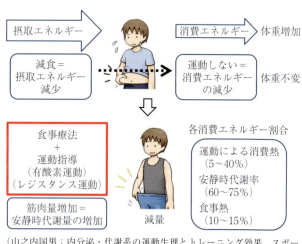

（山之内国男：内分泌・代謝系の運動生理とトレーニング効果，スポーツ医学研修ハンドブック・基礎科目，第2版，35～42，文光堂，2013．より改変引用）

図6 摂取エネルギーバランスから見た体重コントロール

BMIを適正範囲にすることはNCDs予防の第一歩である．しかし，減食のみに頼る体重減少は好ましくない．適切な食事と運動処方により基礎代謝量（筋肉量）も増加するために，運動時のみならず安静時の消費エネルギーが増加する．

(図7a, b)[6].

3 食事・栄養指導の基本事項

食事・栄養指導（以下食事指導）とは個人や集団の人々に対して，栄養状態改善のために食生活や栄養に関する教育・指導を行うことである（表2, 図8）[7]．臨床的には食事指導は①疾病の進展の防止，②回復・予後等の治療の基礎的な役割を担う．特にNDSや消化器疾患，腎疾患，小児の先天性代謝異常は食事療法による治療効果が認められている．実際の食事指導は疾病や症状毎に主治医から指示されたエネルギー量や栄養素を摂取するために，どのような食品からどれだけの量を組み合わせて食べればよいか，また朝食・昼食・夕食への配分を具体的に指示することである．また，食事の注意事項等を教育

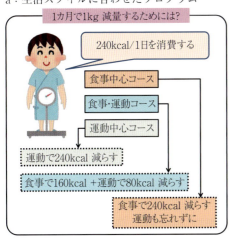
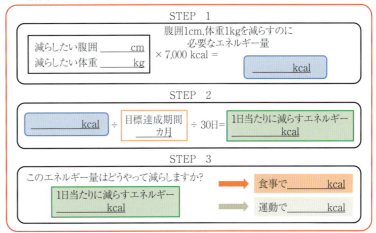

（国立保健医療科学院：保健指導における学習教材集より改変引用）

図7 内臓脂肪削減プログラムの基本

a：生活スタイルに合わせたプログラム（食事中心，食事＋運動，運動中心）を決め，それぞれ必要な消費エネルギーを計算する．この表を自分で作成することでモチベーション向上も期待できる．脂肪1キロを落とすには7,000 kcalの消費が必要で，1カ月で1 kgやせるには1日240 kcalの消費を目標にする．食事の場合は1日3食として一食当たり80 kcalを1単位として計算する．また，運度による消費エネルギー量も80 kcalを1単位とすることで，数値目標を立てやすくなる．本図は1カ月で1 kgの脂肪削減する場合を例とした．

b：削減エネルギー量の算出
無理なく内臓脂肪を減らすために，具体的な数値目標とその実現に必要な削減エネルギー量を算出する．

表2 NCDsと食事療法のポイント

	糖尿病	高血圧	脂質代謝異常
適正なエネルギー量の摂取	◎	○	○
食物繊維の摂取	○	○	○
アルコールの摂取制限	○	○	○
塩分を制限		◎	
脂質・コレステロールを減ずる		○	◎

（日本栄養士会：糖尿病栄養食事指導マニュアル，2007. https://www.dietitian.or.jp/data/guide/h19-1.pdf（accessed 2018.7.14））

◎：とくに大切なもの
○：治療指針（ガイドライン）で勧められているもの

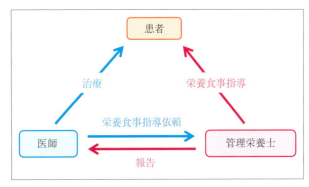

（日本栄養士会：糖尿病栄養食事指導マニュアル，2007. https://www.dietitian.or.jp/data/guide/h19-1.pdf（accessed 2018.7.14））

図8 食事指導の基本フローチャート

食事指導は患者の病状・状況を精査したうえで，医師が管理栄養士に依頼して実施される．

表3　食事に関する注意事項

1. ゆっくりよく噛んで食べる
2. 食品を計量する習慣をつける
3. 食事記録をつけて，自分の食事を確認する
4. 外食や惣菜は，栄養成分表示を活用する
5. 菓子や清涼飲料などの砂糖の多い食品は控える
6. 食物繊維を多く含む食品を摂る
7. 味付けは薄味にする

し，無理なく自発的にバランスのよい食事が摂れるように工夫することも重要である（**表3，図9**）．

食事指導は状況や疾病により内容が異なるが，特に糖尿病では食事指導は治療の一環として確立しておりNCDs予防とも密接に関連するため，本書ではそれらを例に解説を加える．

図10，11にNCDs・糖尿病における食事の効果および基本的な指導手順を示す[7]．食事指導では80

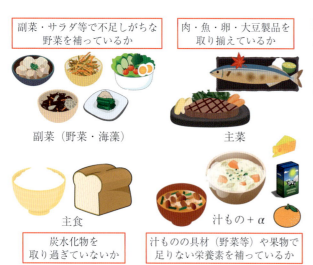

図9　基本的な食事
基本的な食事の構成要素（主食，主菜，副菜，汁物，補助食品）を理解してもらうことは重要である．基本的な栄養バランス配分や摂取量については，表4，5，図12を参考にされたい．
注）食べる量の目安として，ここでは『働く女性用1日2,000 kcal分（括弧内は働く男性用の1日2,650 kcal分）の食事目安』を示す．個人差・状況によるカロリーの変化は主食と主菜で調整する．

- 主　食：ご飯中盛り1杯（1〜2杯）[1日の主食がご飯だけなら中盛3.5杯分（4〜5杯分）]，麺類を1食分，パン1〜2枚程度，和菓子1個程度
- 主　菜：肉料理，魚料理，卵，豆腐料理などを1日に2〜3皿程度（3皿）
- 副　菜：野菜炒めや野菜の煮物，野菜類の小鉢などを1日に5皿分程度
- 乳製品：牛乳を1本
- 果　物：りんごなど大きめの果物は1/2個分，ミカンなどは2個分程度

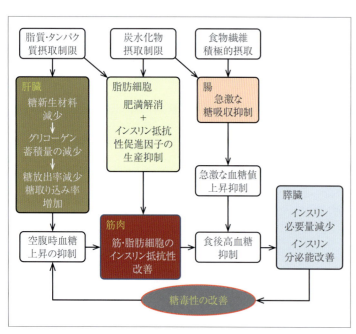

（日本栄養士会：糖尿病栄養食事指導マニュアル，2007より改変引用）

図10　NCDsにおける食事指導の必要性
インスリン抵抗性の予防では，摂取する栄養の種類や制限により内臓の産生物質に影響する．この作用機序を理解しておくことが食事指導では重要である．

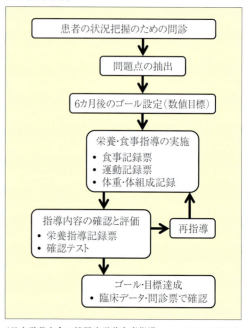

（日本栄養士会：糖尿病栄養食事指導マニュアル，2007より改変引用）

図11　食事指導の基本的な流れ
食事指導は医師・管理栄養士の問診がスタートとなり，半年をめどに指導結果を評価する．それらを基に指導内容を検討し，必要に応じて再指導・再評価を行う．

表4 糖尿病食事療法のための食品交換表

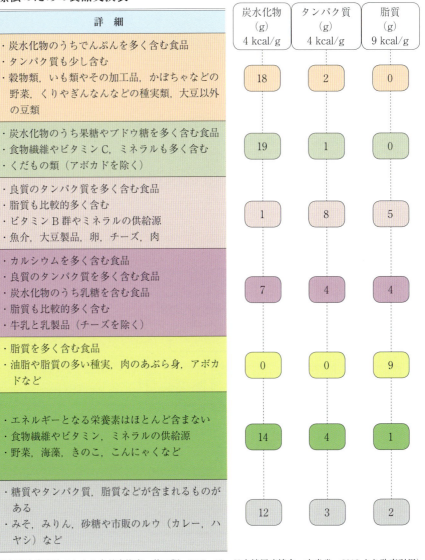

(日本糖尿病学会編・著：糖尿病食事療法のための食品交換表，第7版，P.10～13，日本糖尿病協会・文光堂，2013より改変引用)

kcalを1単位として総摂取エネルギー量を単位換算し，栄養バランスを整えつつ摂取食品を決定する．例えば食事療法で1日の摂取エネルギーを1,600 kcalと設定した場合，指示単位は20単位［1,600÷80＝20］となる．指示単位をどの食品と組み合わせて摂取するかは，日本糖尿病学会の「糖尿病食事療法のための食品交換表（通称：食品交換表）：表4」を参考に摂取食品や献立を作るための指標として用いる[8]．本表を利用して同じグループ内で食品を選択することにより，日々の食事が単調にならずバリエーションに富んだ献立を作成することができる．同じグループ内の食品群は栄養素が同一で，かつ1単位当たりの重量・分量が記載してあるため，容易に摂取食品の栄養バランスとエネルギー量を管理することができる．また，炭水化物，タンパク質，ビタミン・ミネラルを含む食品（交換表1，3，6に該当する食品）は朝食，昼食，夕食の3回の食事にほぼ均等に分配し，その他の食品はその日の献立に合わせて分配する．また，くだものや乳製品などは間食として摂取してもよい（図12a，b）[8]．また，食物繊維は人の消化酵素では加水分解されず，小腸内で消化・吸収されにくいため，栄養素が腸管において吸収される時間を遅らせる作用がある．非水溶性食物繊維と水溶性食物繊維の割合は3：1が好ましく，便通を理想的な状態にする．また，一般に食物繊維を多く含む食品は野菜・くだもの・豆類・海藻等（表1～3，6に該当する食品類）であり，摂取の目安としては食品1,000 kcal摂取ごとに食物繊維

10g程度の摂取（20～25g/日）が望ましい（**表5**）．一方，糖尿病以外のNCDsおよび関連疾患・症状に対する特異的な食事指導も理解しておく必要がある．これらも基本的には医師および管理栄養士の指示に従うが，一般的な特色・注意点を**表6**に示す．

4 歯科の特性を生かした患者指導

特定保健指導には公的に歯科が関与することはなく，メタボリックシンドロームに関しては歯科の重要性に対する認識も低い．しかし，食事・栄養指導では口腔の状態（残存歯数，歯周病，咀嚼機能，嚥下機能）と摂食状況との関連性も指摘されている．また，糖尿病ガイドライン[9]では，歯周病と糖尿病との関連，歯周病治療と血糖値改善等のステートメントが示されている．今後は『歯科＝口腔衛生指導』という固定観念から脱却し，NCDs予防のために咀嚼機能回復の上に成り立つ歯科独自の健康・保健指導体系を確立する必要がある（**図13**）[10]．

表5　食物線維

溶性	成分	主な含有食品
不溶性食物線維 ・便の量を増加 ・便秘の予防・解消 ・腸内の有害物質を吸着・排泄 ・腸内有用菌増加 ・大腸がんリスク低下 ・肥満防止	セルロース ヘミセルロース プロトペクチン リグニン キチン イヌリン	植物性食品 植物性食品 未熟果実，野菜 植物性食品 カニやエビなどの外皮，キノコ類 ニンジン，ゴボウ
水溶性食物線維 ・血糖上昇を緩やかにする ・高脂血症予防 ・腸内の有害物質を吸着・排泄 ・高血圧・肥満予防 ・発癌リスク低下 ・便秘予防	ペクチン βグルカン グアガム コンニャクマンナン アルギン酸ナトリウム 寒天 カラギーナン キサンタンガム	果実・野菜 大麦，オーツ麦 グアマメ コンニャク コンブ 紅藻類 紅藻類 増粘剤

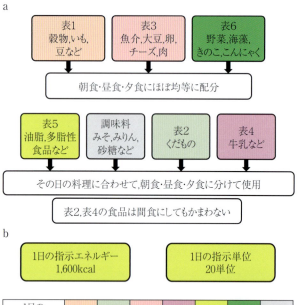

（日本糖尿病学会編・著：糖尿病食事療法のための食品交換表，第7版，P.17，29．日本糖尿病協会・文光堂，2013より改変引用）

図12　食品交換表に基づく，朝食・昼食・夕食・間食への食品およびエネルギー配分の原則
 a：朝食・昼食・夕食・間食への食品配分の原則（献立に反映）
 b：1日の指示単位を基にした単位配分；1日の総カロリー1,600 kcal（20単位），炭水化物60％とした場合の，各食事に必要な食品類と単位配分
 注）あくまでも一例であり，指示エネルギーや疾病・病状によりこれらの配分は変化する．

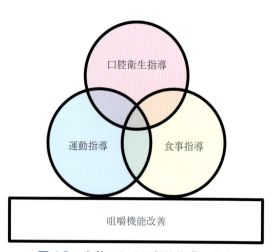

図13　歯科における保健指導の基本
歯科における保健指導は口腔機能の改善を礎として，その上に口腔衛生・栄養指導・運動指導を実施することで健康寿命の延伸に貢献することができる．

表6　糖尿病以外のNCDsにおける食事指導の特徴

疾患・状態	食事指導の留意点
循環器疾患	・脂質の摂取量の制限，LDLコレステロール↓，HDLコレステロール↑
癌	・食事形態や摂取可能食品は癌の種類により異なる ・骨格筋量の低下：少量でエネルギーの高い（高カロリー）食品を利用する ・食欲がない：状態に合わせて消化しやすい食事にし，品数を多くして少量ずつ摂取．味付けは好みに合わせて少し濃くする ・味覚・嗅覚異常：匂いの強い食品（納豆，肉，青魚）を避ける．口腔内を清潔にして保湿に努める 　塩味を控えめにして，個々に食べやすい味を追求する．味が感じられない場合は味の濃度を調整する 　また，酢の物や果物などの酸味を利用する ・嚥下障害：誤嚥防止に注意．状況に合わせてとろみ形態を変化させる．食事体位にも配慮する
慢性呼吸器疾患（COPD）	・体重低下の場合：エネルギー摂取量を決めて最低3カ月間継続．呼吸によるエネルギー消費を補うため，摂取総エネルギー量は安静時エネルギーの1.5倍あるいは基礎エネルギーの1.7倍とする
慢性腎不全	・必要なカロリーは維持しつつ，タンパク質の摂取量を制限 ・カリウム，リン，塩分等の電解質摂取制限
サルコペニア	・肉・魚類（他に鶏卵，牛乳，アサリ・ハマグリ）を積極的に摂取して低タンパクを避ける ・基本的な1日の摂取エネルギー量に200～750 kcal程度を追加
骨粗鬆症	・カルシウム＋ビタミンD＋適度な日光浴＋適度な（骨への）運動刺激 ・タンパク質＋ビタミンCの摂取でⅠ型コラーゲン生成↑

表7　歯科医院で行う保健指導

チェック・指導項目	指導内容，評価項目内容等
1　咀嚼機能の状態のチェック 　・何が食べられるのか（治療前） 　・何を食べることができるようになったのか（治療後）	咀嚼機能を評価して適切に補綴処置を行い，摂取可能食品数を増加させる． ●主観的な咀嚼機能評価 　1．山本の咀嚼表（内田）（図15） 　2．摂取可能食品アンケート表（越野）（図16） ●客観的な咀嚼機能評価 　1．グルコセンサー（図17） 　2．デンタルプレスケール（咬合接触状態，重心バランスなど） 　3．咬合力 　4．舌圧（舌圧計）→嚥下障害の場合など
2　身体の状態 　・体組成，基礎代謝量，握力等	1．電気インピーダンスによる体組成計測 　BMI，筋肉量，体脂肪量（率），標準体重，適正エネルギー量，基礎代謝量，必要エネルギー量など 2．筋力（握力計）
3　食習慣のチェックと食事・栄養指導 　・何を・どう食べているのか 　・何を食べるようにするべきか	3．摂取可能食品を把握して，バランスの良い食事内容の提示 　〔食物摂取頻度調査票（Food Frequency Questionnaire：FFQ）〕 4．体重コントロールが必要な場合には，1日の必要摂取カロリーを計算 5．食事のとり方・食べる順番など
4　生活習慣のチェックと食事，運動指導 　・有酸素運動とレジスタンス運動	1．生活習慣アンケート（生活・運動習慣の把握） 2．生活サイクル・レベルに合った運動の紹介（有酸素運動とレジスタント運動） 3．無理なく継続可能なプログラムの提案（基本は医科による運動指導に従う）

1）歯科治療を踏まえたNCDs予防のための患者指導

歯科における保健指導は医科で行う保健指導を基本とし，それに咀嚼機能の回復状況とそれに伴う摂食可能食品を客観的に把握することが必要である（**表7，図14～17**）．これらの情報をもとに個々の患者の目標を設定し，食習慣・摂取食品の指導を行う．また，同時に食習慣に加えて適切な運動指導も行う必要がある．ただし，あくまでも医科が行う食事・運動指導が主たるものなので，補綴治療後に行

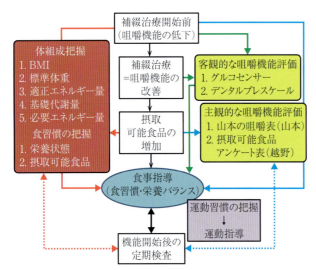

図14 補綴治療を軸とした保健指導のフローチャート
適切な補綴治療による咀嚼機能の向上を基本軸として，治療前後における摂取可能食品および栄養状態を把握する．その情報をもとに個々の患者の目標を設定し，食習慣・摂取食品の指導および適切な運動指導も行う（表7参照）．

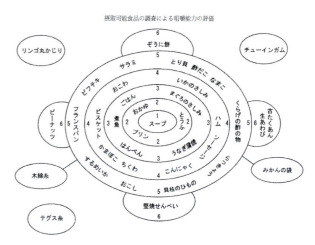

残存歯数	食　品
18～28	フランスパン，酢だこ，イカ，たくあん，固焼き煎餅
6～17	煎餅，かまぼこ，レンコン，おこわ，きんぴら
0～5	バナナ，うどん，ナスの煮つけ

（内田達郎，他：摂取可能食品の調査による咀嚼能力の評価，岩手医科大学歯学雑誌，32（2），105～111，2007 より改変引用）

図15 患者の摂取可能食品をスクリーニングする際に使用する簡易評価表

本表は義歯装着者の機能回復状態を調査する目的で作成された．義歯装着患者のみならず摂食可能食品を簡単にチェックすることができ，患者にも治療前後での比較が判りやすい．

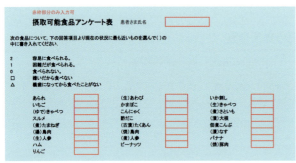

（越野　寿，他：摂食可能食品アンケートを用いた全部床義歯装着者の咀嚼能力検査，日本咀嚼学会雑誌，18（1）：72～74，2008 より改変引用）

図16 摂食可能食品アンケート
同一食品でも調理方法（硬さ）を変えものを評価対象に含んでいる．患者は日常の食生活に即して回答しやすく，それぞれの食品分類を参考に咀嚼機能と摂食可能食品を同時に評価できる．

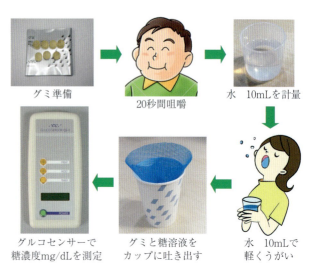

図17 グルコセンサー
有床義歯装着患者の咀嚼機能を客観的に評価するために特殊なグミゼリーを試験体とし，20秒間咀嚼後のグルコースの溶出量を測定する器機である．治療前後の咀嚼機能を比較することで①治療前の障害程度，②治療後の回復程度，③定期検査時の維持状況を客観的に評価できる．

う指導は簡便かつ継続性があり，患者の意識変化に訴えるものを心がける．

歯の欠損（歯列不正や咬合異常を含む）や義歯装着に関連した咀嚼機能低下は，摂取可能食品や食べ方に大きな影響を与える．咀嚼障害では軟食が増加するため糖質過多になりやすく，逆に魚肉や野菜類（特に葉物類）は食べにくいためタンパク質，食物繊維，ビタミン，ミネラルは不足しやすい（図18, 19）[10～12]．

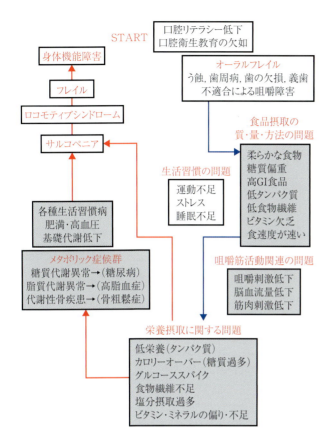

(萩原芳幸：高齢者・有病者に対するインプラント治療を再考する，東京都歯科医師会雑誌，64：355〜364，2016 より改変引用)

図18 オーラルフレイルに端を発する全身健康状態への影響

オーラルフレイル（咀嚼機能および嚥下機能低下等）に起因する低栄養あるいはカロリー過多は最終的に NCDs を経てフレイルに到達する．適切な補綴治療による咀嚼機能の回復と保健指導（食事・運動指導）は，メタボリック症候群予防に有効で健康寿命延伸に寄与する．

咀嚼障害のある患者では歯周病の状態や喪失歯数・部位，歯列の状態により補綴装置による咀嚼機能回復の程度は異なるため，摂取可能食品（食品の加工状態）を的確に評価する必要がある．咀嚼障害や咀嚼能率の状態を客観的に評価するのは困難で，主に摂取可能食品の主観的な評価が行われている．臨床的に簡便な手法として内田[13]や越野ら[14]の摂食可能食品アンケートを利用し，食品の物性や調理方法なども考慮したスクリーニングを行う（図15，16）．今まで歯科治療の延長線上には健康指導（食・運動指導）は存在しておらず，保険制度上からも管理栄養士との共同指導は困難である．しかし，歯科（補綴）治療に伴う咀嚼機能回復をきっかけにして，今までの食習慣と食品バランスを見直して BMI を正常範囲にし，各種 NCDs やサルコペニア（フレイル）予防の意識を持たせることは健康寿命延伸のために意義がある．

2）運動指導の基本事項

(1) 運動の種類と効果

NCDs は栄養改善のみでは解決せず，適度な身体活動（運動と日常生活活動）との相乗効果が求められる（図20）．適切な身体活動は骨格筋のインスリン抵抗性を改善し血糖値を低下させる．また，血管内皮機能，血流調節，動脈伸展性等を改善することで降圧効果も得られる．さらに，骨格筋のリポプロ

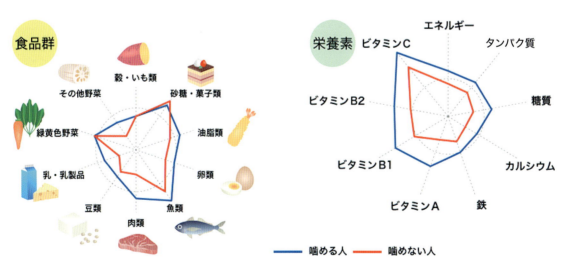

(湯川晴美：「かむ」ことと栄養の関連，老研長期プロジェクト情報，4，東京都健康長寿医療センター研究所，1996 より改変引用)

図19 咀嚼障害の有無による摂取可能食品・栄養摂取状況の違い

咀嚼機能の違い（咀嚼障害の有無）による摂取可能食品と栄養摂取状況．咀嚼機能低下群では摂取食品に制限があり，タンパク質，脂質，カルシウム，鉄，ビタミン B2 等が不足する傾向がある．

インリパーゼ（LPL）活性が増大し，トリグリセリドの分解促進によりHDLコレステロールが増加する．運動指導ではBMIを適正範囲内に是正し，かつ筋力をつける（＝基礎代謝量増加）ことを目的とし①有酸素運動，②レジスタンス運動を組み合わせる．

有酸素運動は酸素の供給に見合った運動で，継続することでインスリン感受性が増大する．ウォーキング，ジョキング，水泳等が該当する．

レジスタンス運動（筋肉運動）は強すぎると無酸素状態になるため注意を要するが，適度な強度と運動時間によりインスリン抵抗性を改善する．スクワット，腕立て伏せ，ダンベル体操等が該当する．

これらの運動を組み合わせることで日常生活の身体活動量が増加し，血糖コントロールも期待される（**表8**）[15]．

(2) 身体活動の指標・基準

運動指導においては適切な運動量（運動の種類と時間）を指示することが重要である．その際，運動強度の単位として「メッツ（Metabolic Equivalent：MET）」を用い，運動による消費カロリーを算出する．一般的に体力は全身持久力として評価され，最大酸素摂取量（mL/kg/分）で表す．安静時の酸素摂取量は3.5（mL/kg/分）で，各身体活動や運動時の最大酸素摂取量を3.5（mL/kg/分）で除したものがメッツである．全身持久力の有無はそれぞれの運動強度（メッツ）で3分以上運動を継続できた場合に基準を満たしたと判断する．（**表9，10**）．

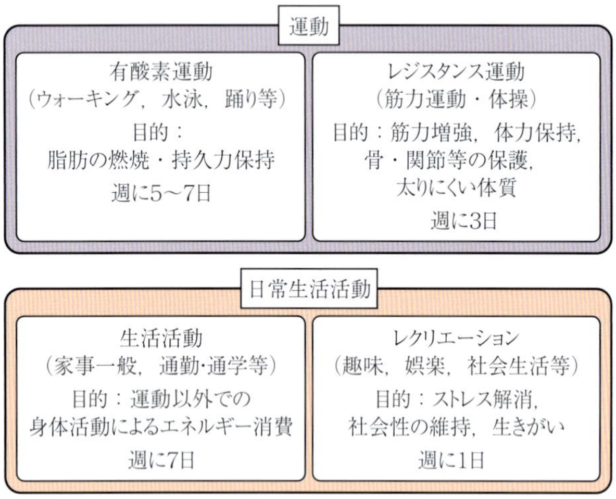

図20　身体活動

身体活動は運動と日常生活活動からなる．運動は有酸素運動とレジスタント運動に分類される．日常生活活動は家事や仕事などの生活活動と娯楽・趣味などのレクリエーションに分類される．

- 運動
  - 有酸素運動（ウォーキング，水泳，踊り等）　目的：脂肪の燃焼・持久力保持　週に5～7日
  - レジスタンス運動（筋力運動・体操）　目的：筋力増強，体力保持，骨・関節等の保護，太りにくい体質　週に3日
- 日常生活活動
  - 生活活動（家事一般，通勤・通学等）　目的：運動以外での身体活動によるエネルギー消費　週に7日
  - レクリエーション（趣味，娯楽，社会生活等）　目的：ストレス解消，社会性の維持，生きがい　週に1日

表8　運動療法の効果

1. 運動の急性効果としてブドウ糖，脂肪酸の利用が促進され血糖が低下
2. 運動の慢性効果としてインスリン抵抗性を改善
3. エネルギー消費量の増加による減量効果
4. 高血圧や脂質代謝異常の改善
5. 心肺機能向上
6. 運動能力が向上
7. 爽快感が増して日常のQOL向上

（厚生労働省：健康づくりのための身体活動基準2013, http://www.mhlw.go.jp/stf/houdou/2r9852000002xple.html（accessed 2018.7.14）より改変引用）

表9　性・年代別の全身持久力の基準

年齢	18～39歳	40～59歳	60～69歳
男性	11.0メッツ	10.0メッツ	9.0メッツ
女性	9.5メッツ	8.5メッツ	7.5メッツ

（厚生労働省：健康づくりのための身体活動基準2013, http://www.mhlw.go.jp/stf/houdou/2r9852000002xple.html（accessed 2018.7.14）より改変引用）

表10　身体活動の指標・単位

指標・単位	内容・詳細
MET（メッツ） 身体活動の強度を表す単位 ＝運動強度	運動によるエネルギー消費量が安静時の何倍にあたるか
	1メッツ＝座って安静にしている状態 3メッツ＝通常歩行
Ex（エクササイズ） 身体活動の量を表す単位 新基準では使用が控えられている（2013）	身体活動の強度［メッツ］×身体活動の実施時間［時］＝メッツ・時
	（例）通常歩行を1時間行う→3メッツ×1時間＝3Ex
消費カロリー	運動強度（メッツ）×時間（h）×体重（kg）×1.05＝消費カロリー（kcal）
	（例）体重60 kgの50歳男性が30分間軽いジョギング（6メッツ）をした際の推定消費カロリー　☞6（メッツ）×0.5（時間）×60（kg）×1.05＝189 kcal

（厚生労働省：健康づくりのための身体活動基準2013より引用）

表11　健康のための身体活動の目安

血糖・血圧・脂質に関する状況		身体活動		運動		体力（持久力）
検診結果が基準範囲以内	65歳以上	強度を問わず，身体活動を毎日40分（10メッツ・時/週）	（例えば10分間でも多く歩く）現在よりも少しでも増やす		（30分以上・週2回以上）日常的な運動習慣を持つ	
	18～64歳	3メッツ以上の強度の身体活動（歩行又はそれと同等以上）を毎日60分（23メッツ・時/週）		3メッツ以上の強度の運動（息が弾み汗をかく程度）を毎週60分（4メッツ・時/週）		性・年代別に示した強度での運動を約3分間持続
血糖・血圧・脂質のどれかが保健指導レベル		医療機関に受診しておらず，「身体活動のリスクに関するスクリーニングシート」でリスクがない場合→運動開始前・実施中に自らの体調確認ができるように支援したうえで，保健指導の一環として運動指導を積極的に実施				
リスク重複者，すぐに受診を要する者		安全面の配慮が特に重要なので，かかりつけ医師に相談				

（厚生労働省：健康づくりのための身体活動基準2013，http://www.mhlw.go.jp/stf/houdou/2r9852000002xple.html（accessed 2018.7.14）より改変引用）

表12　「3メッツ」以上の生活活動

メッツ	活動内容
3.0	普通歩行（平地，67 m/分，犬を連れて），電動アシスト付き自転車に乗る，家財道具の片付け，子どもの世話（立位），台所の手伝い，大工仕事，梱包，ギター演奏（立位）
3.3	カーペット掃き，フロア掃き，掃除機，電気関係の仕事：配線工事，身体の動きを伴うスポーツ観戦
3.5	歩行（平地，75～85 m/分，ほどほどの速さ，散歩など），楽に自転車に乗る（8.9 km/時），階段を下りる，軽い荷物運び，車の積み下ろし，荷づくり，モップがけ，床磨き，風呂掃除，庭の草むしり，子どもと遊ぶ（歩く/走る，中強度），車椅子を押す，釣り（全般），スクーター（原付）・オートバイの運転
4.0	自転車に乗る（≒16 kg/時未満，通勤），階段を上る（ゆっくり），動物と遊ぶ（歩く/走る，中強度），高齢者や障がい者の介護（身支度，風呂，ベッドの乗り降り），屋根の雪下ろし
4.3	やや速歩（平地，やや速めに＝93 m/分），苗木の植栽，農作業（家畜に餌を与える）
4.5	耕作，家の修繕
5.0	かなり速歩（平地，速く＝107 m/分），動物と遊ぶ（歩く/走る，活発に）
5.5	シャベルで土や泥をすくう
5.8	子どもと遊ぶ（歩く/走る，活発に），家具・家財道具の移動・運搬
6.0	スコップで雪かきをする
7.8	農作業（干し草をまとめる，納屋の掃除）
8.0	運搬（重い荷物）
8.3	荷物を上の階へ運ぶ
8.8	階段を上る（速く）

（厚生労働省：健康づくりのための身体活動基準2013，http://www.mhlw.go.jp/stf/houdou/2r9852000002xple.html（accessed 2018.7.14）より改変引用）

　厚生労働省は「健康づくりのための身体活動基準2013」[15]を策定し，健康づくりのための身体活動（生活活動・運動）基準を設けている（表11～13，図21）．これは単に運動のみならず仕事や家事等の生活活動を含め，年齢や目的別にメッツと活動時間を掛けあわせて（メッツ×時間）具体的な数値目標を設定している（表11）．

　身体活動あるいは運動は各個人の全身状態や疾病

表13 「3メッツ」以上の運動（身体活動量の目標の計算に含む）

メッツ	活動内容	1エクササイズに相当する時間
3.0	自転車エルゴメーター：50ワット，とても軽い運動，ウェイトトレーニング（軽・中等度），ボーリング，フリスビー，バレーボール	20分
3.5	体操（家で．軽・中等度），ゴルフ（カートを使って．待ち時間を除く）	18分
3.8	やや速歩（平地，やや早めに＝94m/分）	16分
4.0	速歩（平地，95～100m/分程度），水中運動，水中で柔軟体操，卓球，太極拳，アクアビクス，水中体操	15分
4.5	バドミントン，ゴルフ（クラブを自分で運ぶ．待ち時間を除く．）	13分
4.8	バレエ，モダン，ツイスト，ジャズ，タップ	13分
5.0	ソフトボールまたは野球，子どもの遊び（石けり，ドッジボール，遊技具，ビー玉遊びなど），かなり速歩（平地，速く＝107m/分）	12分
5.5	自転車エルゴメーター：100ワット，軽い活動	11分
6.0	ウェイトトレーニング（高強度，パワーリフティング，ボディビル），美容体操，ジャズダンス，ジョギングと歩行の組み合わせ（ジョギングは10分以下），バスケットボール，スイミング，ゆっくりしたストローク	10分
6.5	エアロビクス	9分
7.0	ジョギング，サッカー，テニス，水泳：背泳，スケート，スキー	9分
7.5	山を登る：約1～2kgの荷物を背負って	8分
8.0	サイクリング（約20km/時），ランニング：134m/分，水泳：クロール，ゆっくり（約45m/分），軽度～中強度	8分
10.0	ランニング：161m/分，柔道，柔術，空手，キックボクシング，テコンドー，ラグビー，水泳：平泳ぎ	6分
11.0	水泳：バタフライ，水泳：クロール，速い（約70m/分），活発な活動	5分
15.0	ランニング：階段を上がる	4分

（厚生労働省：健康づくりのための身体活動基準2013，http://www.mhlw.go.jp/stf/houdou/2r9852000002xple.html （accessed 2018.7.14）より改変引用）

『健康づくりのための運動指針2013』において厚労省が定めた目標運動量
・強度が3メッツ以上の身体活動を一週間に23メッツ・時（累積）

健康作りのための運動・身体活動量の目安

メッツ(METs)	自覚的強さ(ボルグ指数)	身体活動の目安	1メッツ・時に相当する活発な身体活動例
1	なし	座る（安静）	
2	なし	立つ（安静）	
3	楽	歩く（普通歩行）	歩行(20分間)，軽い筋トレ(20分間)，バレーボール(20分間)
4	やや楽	やや速歩・自転車	速歩(15分間)，ゴルフ(15分間)，子供と遊ぶ(15分間)，自転車(15分間)
5	ややきつめ	かなり速歩	エアロビ(10分間)，階段昇降(10分間)，軽いジョギング(10分間)
6	ややきつい	ジョギング	水泳(7～8分間)，ランニング(7～8分間)，重い荷物を運ぶ(7～8分間)
7	きつい		各種筋トレ
8	非常にきつい	階段のぼり	

（厚生労働省：健康づくりのための身体活動基準2013，http://www.mhlw.go.jp/stf/houdou/2r9852000002xple.html （accessed 2018.7.14）より改変引用）

図21 『健康づくりのための運動指針2013』において定められた目標運動量

身体活動の目安とそれぞれに該当する強度を「メッツ」と「自覚的強さ（ボルグ指数）」で示した．また，1メッツ・時に相当する身体活動例も合わせて表示した．

80kcalを消費するための運動と時間(男女差あり)

体重	速度	軽いジョギング	ランニング	水泳	自転車(軽負荷)	ゴルフ	テニス
50kg	32分	18分	13分	13分	29分	37分	15分
60kg	27分	15分	11分	11分	25分	31分	13分
70kg	23分	13分	9分	9分	21分	26分	11分
80kg	20分	11分	8分	8分	19分	23分	9分

図22 80 kcal（1単位）に相当する運動の種類と時間
80 kcal（1単位）のエネルギーを消費するために必要な運動の種類と時間を体重別に示した．食事と運動の組み合わせによる消費エネルギーの割合を単位（80 kcal）換算することで目標値が設定しやすくなる（図7a参照）．（体重別の運動時間等は文献15より計算して求めた）

の種類・病状により異なるため，基本的には医師による診察・検査後に処方される．NCDs予防のための適切な身体活動としては，運動効果と安全性に配慮した適正な運動強度として「中強度」の運動が推奨される．中強度の運動強度というのは最大酸素摂取量（VO2max：各個人の最も強い運動時における酸素摂取量）の50％前後の運動に該当する．しかし，このVO2maxは特殊な機器がないと計測できないため，これに代わる運動強度の指標として「心拍数」が用いられる．運動時に基準とすべき目標心拍数は以下の式で求める．運動強度は運動目標や年齢などにより変化するので，状況に合わせて運動強度（％）を数式に入れる．

カルボーネン法の計算式

目標心拍数＝（最大心拍数＊－安静時心拍数）×
運動強度（中程度の場合は0.5）＋安静時心拍数#
＊最大心拍数＝220－年齢．
#安静時心拍数＝朝，目覚めた時点で布団やベッドから起き上がる前に1分間の脈拍数を計測

その他の指標として自覚的運動強度（ボルグ指数：Rating of perceived exertion, RPE）は運動強度を「非常にきつい」（RPE 20）から，安静時の最下限「非常に楽である」（RPE6）に分類したものである．有酸素運動で考えた場合，自覚症状として「楽である」～「ややきつい」位の軽い程度が適切と考えられている．これは最大酸素摂取量の50％強度の運動で運動中の脈拍が110～130/分，約5メッツ程度に相当する（早めのウォーキング）（図21）．また，食事指導と運動を組み合わせる際には，食事指導で用いた1単位（80 kcal）を消費する運動の種類と時間を参考にプログラムを組み立てると数値目標が明確になる（図22，図7a）．

5 まとめ

NCDs予防のための保健指導の概要を食事・栄養指導を中心にまとめた．保健指導は主に医師を中心に関連する職種が共同して行い，法律的には歯科の関与は義務づけられていない．しかし，食事を通して栄養を摂取するのに不可欠な口腔機能を管理対象とする歯科医療従事者は，これらの知識をもち積極的に保健指導に関わるべきである．特に食事指導は歯科治療(咀嚼機能回復)による影響を受けるため，摂取可能食品の変化などに注意を払う必要がある．具体的なエネルギー量や食品指示は出せないまでも，口腔の健康を通して継続的に患者意識の改革に寄与することが重要である．

萩原芳幸（日本大学歯学部歯科補綴学第Ⅲ講座，
日本大学歯学部付属歯科病院　歯科インプラント科）

文　献

1) 厚生労働省．生活習慣病予防，http://www.mhlw.go.jp/stf/seisakunitsuite/bunya/kenkou_iryou/kenkou/seikatsu/seikatsuyuukan.html（accessed 2018.7.14）
2) 健康日本21（第二次），http://www.mhlw.go.jp/seisakunitsuite/bunya/kenkou_iryou/kenkou/kenkounippon21/kenkounippon21/（accessed 2018.7.14）
3) 厚生労働省．e-ヘルスネット，メタボリックシンドローム，https://www.e-healthnet.mhlw.go.jp/information/metabolic（accessed 2018.7.14）
4) 山之内国男：内分泌・代謝系の運動生理とトレーニング効果，スポーツ医学研修ハンドブック・基礎科目，第2版（日本体育協会指導者育成専門委員会スポーツドクター部会監修），35〜42，文光堂，東京，2013．
5) 厚生労働省：e-ヘルスネット，メタボリックシンドロームのメカニズム（2）　アディポサイトカイン編，https://www.e-healthnet.mhlw.go.jp/information/metabolic/m-02-002.html（accessed 2018.7.14）
6) 国立保健医療科学院：保健指導における学習教材集，https://www.niph.go.jp/soshiki/jinzai/koroshoshiryo/kyozai/index.htm（accessed 2018.7.14）
7) 日本栄養士会：糖尿病栄養食事指導マニュアル，https://www.dietitian.or.jp/data/guide/h19-1.pdf（accessed 2018.7.14）
8) 日本糖尿病学会：糖尿病食事療法のための食品交換表，第7版，10〜19，文光堂，東京，2013．
9) 日本糖尿病学会編：糖尿病と歯周病，糖尿病ガイドライン2016，291〜305，南江堂，東京，2016．
10) 萩原芳幸：生活習慣病（NCDs）予防のために補綴治療に取り入れるべき指導，歯科発アクティブライフプロモーション21　健康増進からフレイル予防まで，118〜127，デンタルダイヤモンド，東京，2017．
11) 萩原芳幸：高齢者・有病者に対するインプラント治療を再考する　—フレイル（Frailty）を認識した歯科治療のパラダイムシフト—，東京都歯医会誌，64：355〜364，2016．
12) 湯川晴美：「かむ」ことと栄養の関連，老研長期プロジェクト情報，4，東京都老人総合研究所，東京，1996．
13) 内田達郎，鈴木哲也，織田展輔：摂取可能食品の調査による咀嚼能力の評価，岩医大歯誌，32（2）：105〜111，2007．
14) 越野　寿，平井敏博：摂食可能食品アンケートを用いた全部床義歯装着者の咀嚼能力検査，日本咀嚼学会雑誌，18（1）：72〜74，2008．
15) 厚生労働省：健康づくりのための身体活動基準2013，http://www.mhlw.go.jp/stf/houdou/2r9852000002xple.html（accessed 2018.7.14）

第2章 保健指導を学ぶ

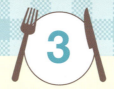

高齢者をキーワードにした栄養指導

1 ターゲットは低栄養，フレイル，認知症

中高年者における，栄養の問題は主に肥満をはじめメタボリックシンドロームの原因となる過栄養である．メタボリックシンドロームが糖尿病，脂質異常症などの生活習慣病を引き起こし，心疾患や脳血管疾患になどよる死亡リスクを高くするため，肥満の予防が大切となる（表1）．しかし，高齢期には，健康寿命の延伸や介護予防の観点から，廃用症候群や，低栄養の問題の方がより重要である．

日本人の死因は「悪性新生物」，「心疾患」「肺炎」「脳血管疾患」「老衰」の順である．一方，高齢者が要支援・要介護になる要因は様々で，複数の要因が関係し，要支援者では「関節疾患」が最も多く，次いで「高齢による衰弱」，「骨折・転倒」である[1]（表2）．要介護者では「認知症」が最も多く，次いで「脳血管疾患（脳卒中）」，「高齢による衰弱」となっている[1]．

したがって後期高齢者では，身体機能や認知機能の低下に関連する低栄養への対策が重要で[2]，厚生労働省は，<u>メタボ対策からフレイル対応への円滑な移行が必要である</u>としており，生活習慣病の重症化の予防とフレイルの進行の予防が重要視されている．

高齢期では，衰弱や転倒が問題になり，新しい概念である「サルコペニア」や「フレイル」が注目さ

れている．サルコペニアとは，進行性，全身性に生じる骨格筋量や骨格筋力の低下を特徴とする症候群であり，転倒のリスク因子である．また，フレイルは，加齢に伴う様々な機能変化や予備能力低下によって健康障害に対する脆弱性が増加した状態とされている．この両者は低栄養と関わりが強い．

要介護の原因の中でも，認知症は患者のADLを著しく低下させ，それが長年続くため本人のみならず，介護者にとっても負担が極めて大きく，医療，介護，福祉，その他多くの分野が関わる超高齢社会が抱える大きな課題である．厚生労働省は，わが国において2012年には認知症罹患者は450万人以上とし，2025年には700万人を越えるとしている．認知症は，未だに有効な治療法が確立されていないため，その予防や進行の遅延が重要である．近年，認知機能ならびに認知症と種々の栄養素との関連が報告されている．

本項では介護予防の観点から，低栄養，サルコペニア・フレイル，認知症に注目し，栄養との関係を概説する．またそれらの介護予防に重要な食品や栄養素と口腔機能との関係について示す．

表1 自立度の変化パターン（男性）

原因	年齢	疾患	進行
生活習慣病	60歳以降	メタボリック症候群を背景とした脳心血管系疾患 肥満が問題	急速直下型
廃用症候群	75歳以降	サルコペニア，ロコモティブ症候群，認知症 低体重が問題	緩徐廃用型

表2 死亡，要支援，要介護の原因

	死因[*1]	%	要支援[*2]	%	要介護[*2]	%
1位	悪性新生物	28.5	関節疾患	17.2	認知症	24.8
2位	心疾患	15.1	高齢による衰弱	16.2	脳血管疾患	18.4
3位	肺炎	9.1	骨折・転倒	15.2	高齢による衰弱	12.1
4位	脳血管疾患	8.4				
5位	老衰	7.1				

（[*1]人口動態統計．平成28年厚生労働省，
[*2]国民生活基礎調査．平成28年厚生労働省より）

2 高齢者のエネルギー代謝，タンパク質代謝

基礎代謝量は加齢とともに減少し，男性では40歳代，女性では50歳代以降に著しく減少する．これには，主に筋肉量の減少による影響が考えられている．しかし，同じ筋肉量であったとしても，高齢者は若年者に対して基礎代謝量が低いことが知られている．

食物摂取によって骨格筋のタンパク質合成が増加する．アミノ酸の中でも，必須アミノ酸であるロイシンに強いタンパク質合成作用がある．一方，筋肉において，炎症性サイトカイン，酸化ストレスなどの刺激により，タンパク質は分解し筋肉は萎縮する．高齢者ではタンパク質摂取後の骨格筋におけるタンパク質合成が，若年者に比較して低下している．

一方，運動によっても筋肉におけるタンパク質合成が増加する．しかし，空腹時に運動すると，筋肉においてタンパク質分解が進む．したがって，筋肉のタンパク質合成には，運動（特にレジスタンス運動）と運動後1時間程度にアミノ酸の供給を行うことが有効とされている．レジスタンス運動とは，抵抗（レジスタンス）をかける動作を繰り返し行う運動である．

3 高齢者の肥満と低栄養

エネルギー摂取量の管理は体格の管理とほぼ同等であるので，体格に基づいてエネルギー摂取量を指導する．体格の評価は身長の違いも考慮して，成人では体格指数BMI（Body Mass Index＝体重（kg）/身長（m）^{2}）を用いる．成人以降は，身長にはほとんど変化がないので，体格の管理は主に体重の管理になる．

健康的なBMIについては，死亡率が最低になるBMIをもって健康的であるとする考え方がある．これまでの研究結果を総合すると，男女ともBMIが22.5〜25 kg/m^{2}の群で死亡率が最も低くなる．ただし，BMIと総死亡率のとの関係は年齢によって異なり，年齢が高くなるほど，死亡率が最低となるBMIは男女とも高くなる傾向にある（表3）．

平成27年度の国民健康栄養調査によれば，肥満，すなわちBMIが25以上の者は，男性では40〜49歳が最も多く，36.5％に上りその後減少し，80歳以上では17.5％となる．女性では，肥満のピークは75〜79歳で27.8％となり，その後減少する（図1）．また低栄養傾向（BMIが20以下）の者は，男女とも75歳以上で増加し，80歳以上では男性で19.4％となった．女性でも26.4％となっている（図2）．このように概ね男女とも，後期高齢者では低栄養傾向の人が増加する．

一般に成人では肥満が生活習慣病に直結し，心疾患や脳血管疾患などの動脈硬化性疾患に陥りやす

表3　総死亡率が最低となるBMIの範囲

年齢（歳）	目標とするBMI（kg/m^2）
18〜49	18.5〜24.9
50〜69	20.0〜24.9
70以上	21.5〜27.4

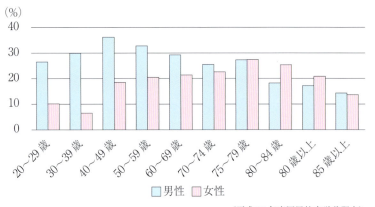

(平成27年度国民健康栄養調査)

図1　肥満（BMI 25以上）の年齢別割合

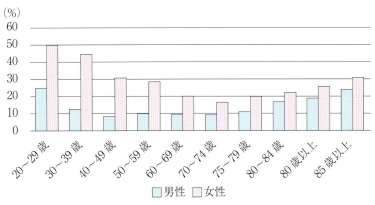

(平成27年度国民健康栄養調査)

図2 低栄養傾向（BMI 20以下）の年齢別割合

表4 低栄養の診断

検査項目	基準
身体計測	・体重が6カ月間に2～3kg減少 ・1～6カ月間の体重減少率が3%以上（1カ月に5%，6カ月に10%は高リスク） ・BMIが18.5未満
血液検査	・血清アルブミン値：3.5 g/dL 未満 ・血中総コレステロール値：150 mg/dL 未満

表5 高齢者の低栄養の要因

分類	項目
社会的要因	独居，夫婦世帯 介護力不足・ネグレクト 孤独感 貧困
精神的心理的要因	認知機能障害 うつ 誤嚥・窒息の恐怖
加齢の関与	**嗅覚，味覚障害** **食欲低下**
疾病要因	臓器不全 炎症・悪性腫瘍 疼痛 **義歯など口腔内の問題** 薬物副作用 **咀嚼・嚥下障害** 日常生活動作障害 消化管の問題（下痢・便秘）
その他	不適切な食形態の問題 栄養に関する誤認識 医療者の誤った指導

(葛谷雅文：低栄養, 新老年医学, 第3版, 579～590, 東京大学出版会, 2010. より引用)

い．しかし後期高齢者では肥満が生命予後に与える影響は少ないとされている．一方低栄養はサルコペニアやフレイルの重要なリスクファクターである．

低栄養とは，食事量が減り身体を動かすために必要なエネルギー，筋肉や皮膚，内臓などをつくるタンパク質が不足した状態のことをいう．摂取する栄養素が生体内で使用する量より少なく，生体維持に支障をきたす．また，食事量が減ると同時に水分の摂取量も減るため，脱水症状がみられることもある．

低栄養の診断には，体重の変化やBMI，血中栄養指標値が用いられている（**表4**）．低栄養の高齢者の割合は自立した在宅高齢者で1～5%，在宅の要介護認定者では20～30%，老人施設などの入所者では30～50%と推定されている[3]．

低栄養の要因には，疾病要因だけでなく，加齢による変化，社会的要因，精神的心理的要因など様々なものがある（**表5**）[4]が，全身疾患以外の主な原因は，①高齢者夫婦世帯や独居世帯による変化のない食生活，②過度の食餌制限，③咀嚼や嚥下など口腔機能の低下，④味覚や嗅覚，食欲低下とされている[5]．

加齢に伴う変化として，咀嚼機能や唾液分泌が低下し，消化管のぜん動運動や基礎代謝量，身体活動量が低下し，摂食量が徐々に減少する．摂食量の減少は，エネルギー摂取量の不足だけでなく，タンパク質やビタミンなど微量栄養素の摂取不足をもたらす．これらの栄養不足はサルコペニアやフレイルの要因になり，衰弱，免疫力の低下などを介し，生命予後を悪化させる[6]．

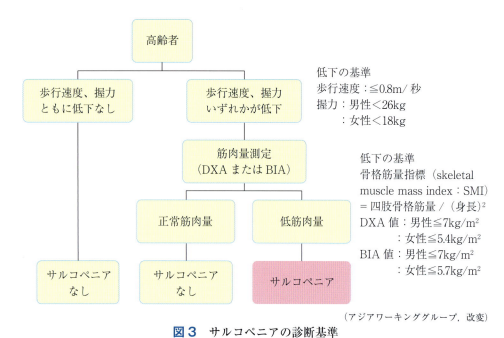

図3 サルコペニアの診断基準
まず,歩行,握力を評価し,それが低下していれば筋肉量測定へと進む.

低栄養は摂食量の少ない「やせ」型の高齢者に生じやすいが,肥満者でもエネルギーは必要以上に摂取していても,生体の機能維持に必要な栄養素が不足している「低栄養」が混在している場合がある[6].

4 サルコペニア,フレイルと栄養

1) サルコペニア

サルコペニアは「進行性ならびに全身性に生じる骨格筋量ならびに骨格筋力の低下を特徴とする症候群」であり,筋肉量の低下を必須項目とし,筋力または運動能力の低下のいずれかがあればサルコペニアと診断される.具体的な診断基準については様々なものがあるが,日本人ではAWGS(Asian Working Group for Sarcopenia)の提唱した基準がよく用いられている(図3)[7].サルコペニアになると転倒のリスクが上がるなど,ADLが著しく低下する.サルコペニアは,加齢が原因で起こる「一次性サルコペニア」と加齢以外にも原因がある「二次性サルコペニア」とに分類される(表6).加齢以外には,日常生活活動や疾患,栄養が原因となることがある.

国立長寿医療研究センターの調査によれば,サルコペニアの有病率は65歳以上で男性9.6%,女性7.7%とされている.厚生労働省の研究報告では,サルコペニアを有する人の割合は,地域高齢者(平均

表6 サルコペニアの要因分類

原発性(Primary)sarcopenia	
年齢が関与	年齢以外に明らかな原因なし
二次性(Secondary)sarcopenia	
活動量に関連	ベッド上安静,不活発な生活習慣体調不良,無重力状態
疾患に関連	進行した臓器不全(心臓,肺,肝臓,腎臓,脳,炎症性疾患,悪性腫瘍,内分泌疾患)
栄養に関連	摂食不良,吸収不良,食欲不振

(葛谷雅文:サルコペニアの概念と診断基準,日本サルコペニア・フレイル学会雑誌,1:7〜12,2017.より引用)

73.4歳)で7.7%,生活習慣病患者(平均75.8歳)では,18.8%とされている[8].

2) フレイル

フレイルとは健康と身体機能障害の間の状態であり(図4)[9],「加齢とともに心身の活力(運動機能や認知機能など)が低下し,複数の慢性疾患の併存により,生活機能が障害され,心身の脆弱性が出現した状態」とされる.適切な対応をとらなければ身体機能障害に陥り,要介護状態に移行しやすいが,早期に介入すれば回復する可能性があり,予防と早期発見,早期治療が重要である.

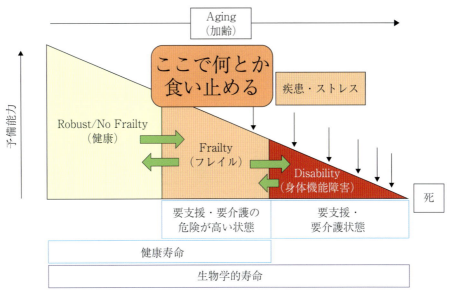

(葛谷雅文：老年医学における Sarcopenia & Frailty の重要性，日本老年医学会雑誌，46（4）：279～285，2009 より改変引用)

図4　フレイルの位置付け
要介護状態に移行しやすいが，早期に介入すれば回復する可能性がある状態

表7　フレイル（Frailty）と日本の基準（J-CHS 基準）

1. 体重減少：6カ月で2～3kg 以上
2. 倦怠感：わけもなく疲れた感じがする．
3. 活動量：運動・体操はしない（1週間に何日？）
4. 握力：男性26kg，女性18kg 未満
5. 通常歩行速度：1m/秒未満

以上の項目のうち，3項目に該当した場合はフレイル，1～2項目の場合はプレフレイル（フレイル前段階）

(佐竹昭介，他：フレイルの進行に関わる要因に関する研究，長寿医療研究開発費　平成27年度　総括研究報告)

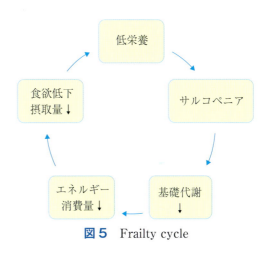

図5　Frailty cycle

フレイルの診断基準には様々なものがあるが，よく使用されるものに Fried らが提唱した定義がある．これを基に，日本の基準（J-CHS 基準）が作成され（**表7**），5つの項目のうち，3項目以上該当した者をフレイル，1～2項目該当した者をプレフレイルと定義する[8]．フレイルの基準のうち，筋力・運動機能の面をサルコペニアと考えることができる．

日本では，フレイルの割合は，地域高齢者（平均73.3歳）で8.1%，病院通院高齢者（平均76.2歳）では，22.2%という報告がある[8]．

3）低栄養，サルコペニア・フレイルと栄養との関係

図5は低栄養であると，サルコペニアにつながり，活力低下，筋力低下・身体機能低下を誘導し，基礎代謝の低下，活動度や消費エネルギー量の減少，食欲低下をもたらし，さらに栄養不良状態を促進させるというフレイルティ・サイクルという悪循環が形成される[10]．

（1）タンパク質

サルコペニアを予防するには骨格筋の機能維持が必要であり，骨格筋量，筋力，身体機能は栄養素としてはタンパク質摂取量に強い関連があるため，その重要性が注目されている[2]．

高齢者ではタンパク質合成能が成人に比較し弱いため，骨格筋でタンパク質合成を誘導するには成人以上にアミノ酸の血中濃度を上げる必要がある．日本人の食事摂取基準（2015年版）では高齢者（70歳

表8 高齢者（70歳以上）の食事摂取基準

栄養素			男 性					女 性				
			推定平均必要量	推奨量	目安量	耐容上限量	目標量	推定平均必要量	推奨量	目安量	耐容上限量	目標量
タンパク質		(g/日)	50	60	—	—	—	40	50	—	—	—
		(%エネルギー)	—	—	—	—	13〜20 (16.5)	—	—	—	—	13〜20 (16.5)
脂 質		脂質 (%エネルギー)	—	—	—	—	20〜30 (25)	—	—	—	—	20〜30 (25)
		飽和脂肪酸 (%エネルギー)	—	—	—	—	7 以下	—	—	—	—	7 以下
		n-6 系脂肪酸 (g/日)	—	—	8	—	—	—	—	7	—	—
		n-3 系脂肪酸 (g/日)	—	—	2.2	—	—	—	—	1.9	—	—
炭水化物		炭水化物 (%エネルギー)	—	—	—	—	50〜65 (57.5)	—	—	—	—	50〜65 (57.5)
		食物繊維 (g/日)	—	—	—	—	19 以上	—	—	—	—	17 以上
ビタミン	脂溶性	ビタミン A (μgRAE/日)	550	800	—	2,700	—	450	650	—	2,700	—
		ビタミン D (μg/日)	—	—	5.5	100	—	—	—	5.5	100	—
		ビタミン E (mg/日)	—	—	6.5	750	—	—	—	6.0	650	—
		ビタミン K (μg/日)	—	—	150	—	—	—	—	150	—	—
	水溶性	ビタミン B_1 (mg/日)	1.0	1.2	—	—	—	0.8	0.9	—	—	—
		ビタミン B_2 (mg/日)	1.1	1.3	—	—	—	0.9	1.1	—	—	—
		ナイアシン (mgNE/日)	11	13	—	300 (75)[1]	—	8	10	—	250 (60)[1]	—
		ビタミン B_6 (mg/日)	1.2	1.4	—	50	—	1.0	1.2	—	40	—
		ビタミン B_{12} (μg/日)	2.0	2.4	—	—	—	2.0	2.4	—	—	—
		葉酸 (μg/日)	200	240	—	900[2]	—	200	240	—	900[2]	—
		パントテン酸 (mg/日)	—	—	5	—	—	—	—	5	—	—
		ビオチン (μg/日)	—	—	50	—	—	—	—	50	—	—
		ビタミン C (mg/日)	85	100	—	—	—	85	100	—	—	—
ミネラル	多量	ナトリウム (mg/日)	600	—	—	—	—	600	—	—	—	—
		(食塩相当量) (g/日)	1.5	—	—	—	8.0 未満	1.5	—	—	—	7.0 未満
		カリウム (mg/日)	—	—	2,500	—	3,000 以上	—	—	2,000	—	2,600 以上
		カルシウム (mg/日)	600	700	—	2,500	—	500	650	—	2,500	—
		マグネシウム (mg/日)	270	320	—	—	—	220	270	—	—	—
		リン (mg/日)	—	—	1,000	3,000	—	—	—	800	3,000	—
	微量	鉄 (mg/日)	6.0	7.0	—	50	—	5.0	6.0	—	40	—
		亜鉛 (mg/日)	8	9	—	40	—	6	7	—	35	—
		銅 (mg/日)	0.7	0.9	—	10	—	0.6	0.7	—	10	—
		マンガン (mg/日)	—	—	4.0	11	—	—	—	3.5	11	—
		ヨウ素 (μg/日)	95	130	—	3,000	—	95	130	—	3,000	—
		セレン (μg/日)	25	30	—	400	—	20	25	—	330	—
		クロム (μg/日)	—	—	10	—	—	—	—	10	—	—
		モリブデン (μg/日)	20	25	—	550	—	20	20	—	450	—

（菱田 明，他：対象特性 3．高齢者，日本人の食事摂取基準［2015 年版］，345〜396，第一出版，2014．）

[1] 耐容上限量：ニコチンアミドの mg 量，（ ）内はニコチン酸の mg 量．
[2] サプリメントや強化食品から摂取する場合の耐容上限量．

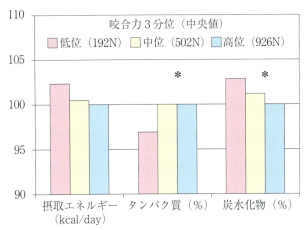

*: p for trend <0.05

(佐々木敏,他:簡易型自記式食事歴法質問票;brief-type self-administered diet history questionnaire)
(Inomata C, et al.: Significance of occlusal force for dietary fibre and vitamin intakes in independently living 70-year-old Japanese: from SONIC Study, J Dent, 42: 556〜564, 2014.より引用)

図6 咬合力とエネルギー摂取(70歳 1,000名)
性別,教育歴,経済状況,家族構成,居住地域を調整したトレンド検定.咬合が低いほどタンパク質摂取量が低い.

以上)のタンパク質の推定平均必要量は男性で50 g/日,女性で40 g/日であり(**表8**),体重あたりでは,0.85 g/kg/日と成人の0.72 g/kg/日よりも高い値が設定されている.その一方で,高タンパク食の摂取により,腎機能の低下した高齢者での腎障害に注意を要する.

われわれの研究からも,70歳,80歳の地域高齢者では,性別や社会経済的因子を調整したうえでも,咬合力が低い人ほどタンパク質摂取量が低く(**図6**)[11,12].咀嚼機能の低下した高齢者では,タンパク質摂取に特別な指導が必要と考えられる.

(2)ビタミンD

魚類や干しシイタケに含まれるビタミンDは,カルシウム代謝,骨代謝に密接に関わっており,高齢者においては骨粗鬆症との関連が以前より注目されている.腸管でのカルシウム吸収を促すため,カルシウム摂取量が相対的に少ない日本人にとって重要な栄養素である.近年,ビタミンDは骨以外の骨格筋などの組織にも何らかの役割を果たしている可能性が示唆されている.ビタミンD欠乏は,転倒や骨折などから身体活動が低下し,筋肉量を減少させ,サルコペニアやフレイルのリスクを高める[2].

5 認知症と栄養

脳血管性の認知症のみならず,アルツハイマー病においても,栄養摂取は強い関連があることが指摘されている.

1)ホモシステインとホモシステインに関連するビタミンB群

加齢に伴い血漿ホモシステイン濃度は上昇し,このことが様々な疾患の発症と関連があることが報告されている.ホモシステインは,血管さらには神経毒性が指摘されており,長らく脳血管性認知症さらにはアルツハイマー病との関連が検討されてきた.

ビタミンB_6,B_{12},葉酸はいずれが欠乏してもホモシステインが上昇する.ビタミンB_{12}や葉酸と認知機能との関連は,横断研究,症例対照研究で報告されてきた.これらが多く含まれる,肉類,卵,豆類,緑黄色野菜などの摂取が推奨される.

2)n-3系不飽和脂肪酸

エイコサペンタエン酸(EPA)やドコサヘキサエン酸(DHA)がよく知られているn-3系脂肪酸は,サンマ,イワシ,ウナギ,サバなどの青魚に多く含まれている.血中中性脂肪値の低下,不整脈の発生防止,血管内皮細胞の機能改善,血栓生成防止作用などが知られているが,筋肉のたんぱく合成を促進し,高齢者においてサルコペニアの予防と治療の可能性が報告されている.

また,n-3系脂肪酸の摂取量が少ないと認知機能の低下や認知症発症に関与するとの報告が複数あり,認知症の予防効果もあると考えられている.

3)抗酸化ビタミン

高齢者では,加齢に伴いフリーラジカル産生が増加し,種々の臓器障害に関連していることが知られている.抗酸化栄養素(ビタミンC,ビタミンE,カロテン類,ポリフェノール類)は,活性酸素の産生や脂質過酸化反応,アポトーシス,たんぱく質の酸化,細胞膜の損傷,またベータアミロイドの毒性や蓄積を阻害することで,酸化反応による神経細胞の損傷や細胞死を抑制する.これら抗酸化作用に関連する栄養素の摂取量が少ないと,認知機能や運動

表9 NILS-LSA 第7次調査（2010〜2012）における地域在住高年者（60〜79歳）の食事摂取基準（2015年版）に基づく，推定平均必要量を満たす者の割合（％）

栄養素				男性			女性		
				推定平均必要量 (70歳以上の基準値)	推定平均必要量を満たす者の割合（％）		推定平均必要量 (70歳以上の基準値)	推定平均必要量を満たす者の割合（％）	
					60・69歳 (n=273)	70・79歳 (n=238)		60・69歳 (n=254)	70・79歳 (n=233)
タンパク質			(g/日)	50	98.9	96.6	40	99.6	96.6
ビタミン	脂溶性	ビタミンA	(μgRAE/日)	550	—	46.6	450	—	46.6
	水溶性	ビタミンB_1	(mg/日)	1.0	—	40.3	0.8	—	40.3
		ビタミンB_2	(mg/日)	1.1	—	80.7	0.9	—	80.7
		ナイアシン	(mgNE/日)	11	—	90.8	8	—	90.8
		ビタミンB_6	(mg/日)	1.2	72.9	66.4	1.0	74.8	66.4
		ビタミンB_{12}	(μg/日)	2.0	97.8	97.9	2	96.9	97.9
		葉酸	(μg/日)	200	94.5	97.1	200	95.7	97.1
		ビタミンC	(mg/日)	85	71.1	77.3	85	82.3	77.3
ミネラル	多量	ナトリウム	(mg/日)	600	100	100	600	100	100
		カルシウム	(mg/日)	600	47.3	51.7	500	—	51.7
		マグネシウム	(mg/日)	270	—	68.9	220	—	68.9
	微量	鉄	(mg/日)	6.0	93.4	94.5	5.0	—	94.5
		亜鉛	(mg/日)	8	73.6	66.4	6	90.9	66.4
		銅	(mg/日)	0.7	97.8	99.2	0.6	99.6	99.2
		ヨウ素	(μg/日)	95	65.6	67.2	95	55.5	67.2
		セレン	(μg/日)	25	98.5	98.3	20	99.2	98.3
		モリブデン	(μg/日)	20	100	100	20	100	100

（大塚 礼：日々の食生活からのフレイル予防—地域在住中高年者の栄養調査結果を踏まえて—，高齢者の食事と栄養. https://www.tyojyu.or.jp/net/topics/tokushu/koreisha-shokuji-eiyo/shokuseikatsukaranofureiruyobo.html（accessed 2017.11.1））
NILS-LSA：国立長寿医療研究センター・老化に関する長期縦断疫学研究（National Institute for Longevity Sciences-Longitudinal Study of Aging）
—：60・69歳の推定平均必要量（食事摂取基準）は，70歳以上の推定平均必要量と異なるため，推定平均必要量を満たす者の割合（％）を表中に記載しなかった

機能が低下する可能性がある

6 高齢者の栄養摂取状況

食事摂取，すなわちエネルギーならびに各栄養素の摂取状況のアセスメントは，食事調査によって得られる摂取量と食事摂取基準の各指標で示されている値（表9）を比較することによって行う．ただし，エネルギー摂取量の過不足の評価には，BMI または体重変化量を用いる．

高齢者の必要タンパク量は，健康な人では体重1 kg あたり 0.85 g/1 日とされているが，身体活動量が低下すると骨格筋のタンパク質合成が低下し，タンパク質の必要量は大きくなる．また，エネルギー摂取量が低い場合にもタンパク質の必要量は大きくなるので，有病者やフレイルなどの人については，健康な人の必要量以上にタンパク質補給を行う必要がある[2]．

比較的健康な地域在住の60〜79歳を対象とした研究では[6]，タンパク質摂取量やビタミンB_{12}，葉酸などは，ほとんどの者が推定平均必要量を満たしていた．しかし，ビタミンAやビタミンB_1，カルシウム等は，約半数の者が推定平均必要量を満たしておらず，他にも必要量を満たしてない栄養素が認め

られた(**表9**).健康な高齢者における低栄養の割合は少ないが,食事は個人差が大きいため,個人レベルで食生活上改善を促すべき項目は多種多様と考えられる.

7 歯の数,咀嚼機能と栄養摂取

口腔状況・機能と食事・栄養摂取には,密接な関係があることがすでに数多くの研究で証明されている.摂取栄養素の変化は様々な全身疾患に関与し,口腔が全身状態に影響する経路には,栄養摂取は必ずあげられる[13].ここでは,口腔状況・機能がどのように栄養状態に関与しているかを簡単に紹介する.

アメリカの8万人以上の女性看護師を対象にした調査によれば,無歯顎者は,25歯以上の者に比べて,野菜や果物などの摂取が少なく,その結果,循環器系疾患の予防に有効な食物繊維,カロテン類,ビタミンCなどが少なかった[14].同じくアメリカの全国調査(NHANES Ⅲ,約7,000人,平均年齢37.4歳)では,残存歯数が28歯の者に対して,歯の欠損のある者は,野菜の摂取量が少なく,食物繊維の摂取が少なく,血清中のβカロテン,ビタミンC等の濃度が低いことが示された[15].日本でも,歯科医師約2万人の調査から,歯数の減少とともに,野菜類,カロテン,ビタミンA,C,乳製品の摂取が少なく,逆に,総摂取エネルギー,炭水化物,米,菓子類は多いと報告されている[16].

上記は高齢者に限った研究ではないが,われわれは70歳の地域高齢者を対象とし,性別や社会経済的因子など食品に影響する因子を調整し,咬合力と食品・栄養摂取との関係を検討した[11].その結果,咬合力が低い人ほど,野菜類や魚介類の摂取エネルギーあたりの相対的摂取量(以後,摂取量とする)が少なく,にんじん,かぼちゃなどの緑黄色野菜,トマト,レタスやキャベツなどの生野菜,調理したキャベツや白菜など野菜類の摂取量が少なく,またいわし,さば,さんまなど脂が乗った魚,骨ごと食べる小魚の摂取量も少なかった(**図7**).その結果,栄養素としては,カルシウムや鉄などのミネラル,ビタミンA,E,Cなどの抗酸化ビタミン,認知機能との関連が示されている葉酸,食物繊維などは,咬合力の低い人では,摂取エネルギー量あたりの摂

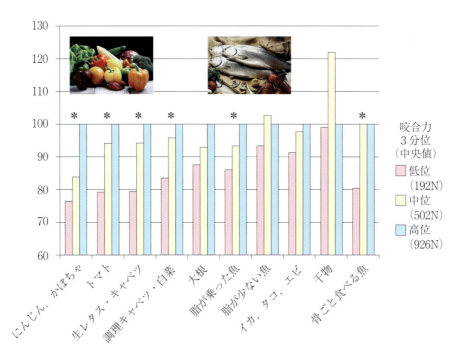

＊:p for trend <0.05

(Inomata C, et al.: Significance of occlusal force for dietary fibre and vitamin intakes in independently living 70-year-old Japanese: from SONIC Study. J Dent, 42:556〜564, 2014.より引用)

図7 咬合力と食品摂取(70歳 1,000名)
1,000 kcalあたりの摂取量の比較
性別,教育歴,経済状況,家族構成,居住地域を調整したトレンド検定

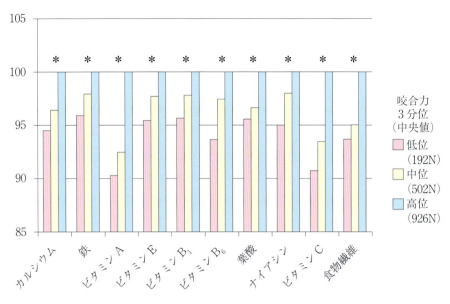

＊：p for trend <0.05
(Inomata C, et al.：Significance of occlusal force for dietary fibre and vitamin intakes in independently living 70-year-old Japanese：from SONIC Study, J Dent, 42：556〜564, 2014.より引用)

図8 咬合力と栄養素摂取（70歳　1,000名）
1,000 kcal あたりの摂取量の比較
性別，教育歴，経済状況，家族構成，居住地域を調整したトレンド検定

取量が少なかった（図8）．

低栄養の原因として咀嚼・嚥下機能の低下があげられていたが，咀嚼機能の低下した高齢者では摂取食品の内容も変わってくる．特に，咀嚼機能の低下した高齢者では，摂取量が減る食品や栄養素は，健康に重要なものが多いため，摂取エネルギーのみならず，個々の食品や栄養素についても，特別な指導が必要と考えられる．

8 高齢者の心身の状況や生活環境と食事指導

高齢者の栄養摂取には，心身の状況や生活環境など多くの要因が関わっている．したがって栄養状態を評価する場合にも，栄養摂取量そのものだけでなく，身体や心理・精神状態，社会環境など全体を把握する必要がある．高齢者夫婦のみの世帯や独居の場合，日々の料理数や食品数が減るのみならず，食事に伴う会話の楽しみなどが減ることによって，食欲も減退する．身体の痛みや心労，寂しさ，意欲の低下などはいずれも精神的に食欲を低下させる原因になる．身体の状態としては，日常の活動状況や全身状態，慢性疾患や消化器系の疾患の有無，そして歯科疾患や咀嚼・嚥下機能が重要となる．

また，薬剤の使用で食欲不振や肝機能障害をきたしていることもあり，服薬にも注意をする必要がある．虚弱高齢者では「食事を摂る」という行動自体が身体の負担となるために十分な摂食ができない場合もある．認知症では摂食行動の異常が認められることもあり，過食，偏食，食品以外を食べてしまう異食という行動に注意が必要である．

9 まとめ

介護予防の観点から，低栄養，サルコペニア・フレイル，認知症に注目し，タンパク質，ビタミンD，ビタミンB群，抗酸化ビタミン類，n-3系不飽和脂肪酸の重要性を示した．これらの介護予防に重要な栄養素は咀嚼機能の低下に伴い，摂取量が減少する栄養素であるため，摂取エネルギーや低栄養のみならず，食品や栄養素について，特別な指導が必要と考えられる．

高齢者の栄養摂取には，心身の状況や生活環境など多くの要因が関わっている．したがって栄養状態を評価する場合にも，栄養摂取量そのものだけでなく，他職種と連携し，身体や心理・精神状態，社会

環境など全体を把握し，対応する必要がある．

池邉一典（大阪大学大学院歯学研究科顎口腔機能再建学講座　有床義歯補綴学・高齢者歯科学分野）

文　献

1) 厚生労働省：Ⅳ 介護の状況，平成28年 国民生活基礎調査の概況．28〜33．
2) 菱田　明，佐々木敏：対象特性 3. 高齢者，日本人の食事摂取基準［2015年版］，345〜396，第一出版　東京，2014．
3) Vandewoude MF, Alish CJ, Sauer AC, Hegazi RA.：Malnutrition-sarcopenia syndrome：is this the future of nutrition screening and assessment for older adults? J Aging Res, 2012：651570, 2012.
4) 葛谷雅文：低栄養，新老年医学　第3版，579〜590，東京大学出版会，東京，2010．
5) 長寿科学振興財団：低栄養，老年症候群．https://www.tyojyu.or.jp/net/byouki/rounensei/tei-eiyou.html. （accessed 2017. 11. 1）
6) 大塚　礼：日々の食生活からのフレイル予防—地域在住中高年者の栄養調査結果を踏まえて—，高齢者の食事と栄養．https://www.tyojyu.or.jp/net/topics/tokushu/koreisha-shokuji-eiyo/shokuseikatsukaranofureiruyobo.html.（accessed 2017. 11. 1）
7) Chen LK, Liu LK, Woo J, et al.：Sarcopenia in Asia：consensus report of the Asian Working Group for Sarcopenia, J Am Med Dir Assoc, 15：95〜101, 2014.
8) 佐竹昭介：フレイルの進行に関わる要因に関する研究，長寿医療研究開発費　平成27年度　総括研究報告，2017．
9) 葛谷雅文：老年医学におけるSarcopenia & Frailtyの重要性，日本老年医会誌，46：279〜285, 2009.
10) Xue QL, Bandeen-Roche K, Varadhan R, et al.：Initial manifestations of frailty criteria and the development of frailty phenotype in the Women's Health and Aging Study II, J Gerontol A Biol Sci Med Sci, 63：984〜990, 2008.
11) Inomata C, Ikebe K, Kagawa R, et al.：Significance of occlusal force for dietary fibre and vitamin intakes in independently living 70-year-old Japanese：from SONIC Study, J Dent, 42：556〜564, 2014.
12) Inomata C, Ikebe K, Okubo H, et al.：Dietary Intake Is Associated with Occlusal Force Rather Than Number of Teeth in 80-y-Old Japanese, JDR Clinical & Translational Research, 2：187〜197, 2017.
13) Ritchie CS, Joshipura K, Hung HC, Douglass CW.：Nutrition as a mediator in the relation between oral and systemic disease：associations between specific measures of adult oral health and nutrition outcomes, Crit Rev Oral Biol Med, 13：291〜300, 2002.
14) Hung HC, Colditz G, Joshipura KJ.：The association between tooth loss and the self-reported intake of selected CVD-related nutrients and foods among US women, Community Dent Oral Epidemiol, 33：167〜173, 2005.
15) Nowjack-Raymer RE, Sheiham A.：Numbers of natural teeth, diet, and nutritional status in US adults, J Dent Res, 86：1171〜1175, 2007.
16) Wakai K, Naito M, Naito T, et al.：Tooth loss and intakes of nutrients and foods：a nationwide survey of Japanese dentists, Community Dent Oral Epidemiol, 38：43〜49, 2010.

第3章

医科歯科連携

第3章 医科歯科連携

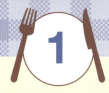

訪問診療による栄養指導

1 はじめに

訪問診療における栄養指導は，訪問患者の特異性を十分考慮する必要がある．対象者の多くは，人生の最終段階を迎えようとしている者であり，栄養指導の目標は必ずしも，低栄養の改善や疾患の治癒とはならない．また，患者の療養生活を支えている家族や施設職員などへの配慮も必要となる．生活機能を支持する栄養指導でなくてはならない．

2 診療の場の考慮

歯科が栄養管理にかかわる訪問診療の場には，特別養護老人ホームや老人保健施設といった介護施設や病院，患者の自宅がある．歯科医師が栄養管理に関与する上で，診療の場の違いはその環境の違いから行うべき内容が大きく異なる．介護施設や病院においては，施設内に主治医をはじめ食の専門家である管理栄養士，調理士が，また，リハビリテーションを担当する言語聴覚士や理学療法士，看護師がほぼ常駐している．このため，これらの職種と連携しながら指導を行うことになる．

診療の場が在宅であると，高齢者のいる世帯の38.8％が単独世帯であることや，75歳以上の世帯主の43.5％が独居である（平成22年，東京都）ことを考慮すると，患者宅では食事を作る者，食事の介助を行う者，いずれも高齢な家族であるか，または，介助する家族がいないことが考えられ，十分考慮し対応する必要がある（図1）．

3 訪問診療による栄養指導の留意事項

（1）摂食嚥下機能（咀嚼機能に配慮する）

訪問対象となる患者は，在宅においても施設においても身体機能や認知機能が低下している場合が多いため，同時に摂食嚥下機能が低下している場合が多い．摂食嚥下機能に応じた栄養指導，食事指導が必要になる．

（2）高齢者の嗜好を考慮する（生活機能を重視する）

患者は，多くの併存疾患を有している場合が多

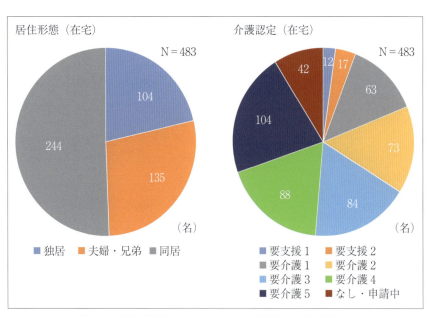

図1 某歯科医院における在宅療養患者の世帯構成

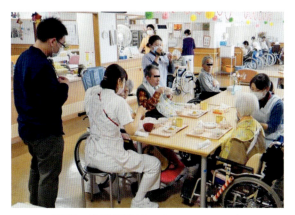

図2 多職種協働のミールラウンド

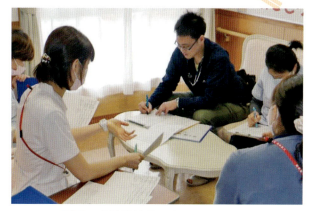

図3 多職種協働のカンファレンス

い．たとえば，腎疾患や糖尿病，高血圧などにより食事制限を受けていることもある．一方で，高齢期の厳しい食事制限は疾患の治療効果に影響を示さないだけでなく，高齢者の生活機能を著しく低下させる．そこで，主治医と連携のもと，高齢者の嗜好に考慮し，生活機能改善を目的とした食事指導とするべきである．

(3) 調理担当者の調理能力，家族の希望に配慮する（環境への配慮）

日々の食事を調理し，ともに食を囲む家族や関係者に対しても配慮が必要となる．施設入居者であれば，調理担当は調理師などの専門スタッフとなるが，在宅の場合には，家族であったり，介護ヘルパーである．指導に際し，調理能力に対する配慮も必要である．また，食を共にする者が家族である場合，家族の食事に対する嗜好や希望に配慮する必要がある．

(4) 介護負担に配慮する

家族介護者は，患者の身体障害や精神障害に対応するために，精神的，肉体的，経済的負担を負っている．家族と違う食形態の食事を調理することや，食事介助など食事にかかわる介護は，介護時間の多くを占めることから，介護負担の原因となる．介護負担に配慮しながら指導を行う必要がある．

4 介護施設への訪問診療による栄養指導

介護施設では，介護保険によって栄養アセスメントおよび栄養マネジメントが実施されている．年に1回程度の血液生化学検査や月々の体重測定，日々の喫食率の把握などが実施されている．これらの情報は施設内の管理栄養士が把握している．歯科医師は，これらの栄養アセスメントの情報を得ながら患者の栄養指導，栄養マネジメントを施設内の管理栄養士などと連携をとりながら行うことになる．

平成27年度の介護報酬改定に伴い栄養管理に関する介護保険のサービスの見直しが行われた．そのなかに，多職種が協働してミールラウンド（図2）を行い，カンファレンス等（図3）を通じて経口維持のための計画を立て栄養支援を行うサービスが追加された．ここで示されたミールラウンドにおける食事観察評価は重要であり，咀嚼機能をはじめとした様々な問題点を抽出することが可能である．これによってケアプランを立案し，栄養管理に役立てることも可能であり，摂食機能の専門家である歯科医師，歯科衛生士の参画が求められている．

5 栄養指導における食事場面の観察

摂食嚥下機能評価では，嚥下内視鏡検査や嚥下造影検査，またはRSST，水飲みテストなどのスクリーニングテストがよく知られている．しかし，これらの評価は，嚥下機能を中心とした評価であり，認知機能の低下した者には実施しにくいものもある．さらに，これらだけでは，食行動や咀嚼機能の評価を十分に行えない．そこで，実際の食事場面の観察を行い食の機能全般を評価することが重要となる．たとえば，食事中に頻繁にむせる利用者に対して，上記の検査をしても誤嚥の存在は明らかになるが，その原因は判明しない場合がある．そこで，食事観察を行うと，一口量が多すぎたり，掻き込むように食べてしまったり，途中で傾眠傾向になるとい

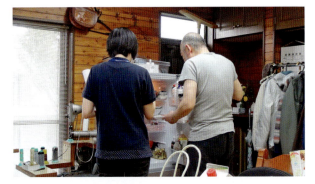

図4　介護食を配達する配食サービスの利用

う食行動の問題が明らかになることがある．

　また，咀嚼が困難で丸呑みをしている所見が得られることもある．すなわち，これらが原因で誤嚥が生じていたということが明らかになる．このように，食事観察を通じて，食事の困難さや低栄養の原因が明らかになることから，推奨する対応方法を導き出すことが可能となる．この食事の観察は，栄養指導において重要な摂食機能の評価となり，前述した，介護保険制度においても食事観察を多職種で行いその結果をもってカンファレンスを行うことが推奨されている．

1）在宅診療における栄養指導

　在宅において，摂食嚥下機能の低下者，低栄養者を支援するには，これらの人が利用可能なフォーマルサービス，インフォーマルサービスについて熟知しておく必要がある．摂食嚥下障害者，低栄養者に欠かせない，嚥下調整食や高栄養食品の調理や調達は，家族構成や家族の介護力の問題から家族だけでは困難な場合が多い．そこで，これらのサービスを利用しながら対策を取る必要がある．たとえば，日常の調理を担当する介護ヘルパー向けに機能に合致した食形態をもつ食事の調理法を指導する，嚥下調整食が提供可能な通所介護施設の利用をすすめる，介護食を配達してくれる配食サービスを利用する（図4），介護食品が入手可能な店舗を利用するなどである．

　肺炎やADLの低下などで，一時的に病院や施設で療養した後，在宅に戻ってくる患者に対しては，積極的な退院時カンファレンスなどへの出席が求められる．入院中や入所中の医療情報や暮らしぶりを情報収集し，在宅でどのように継続して支えていく

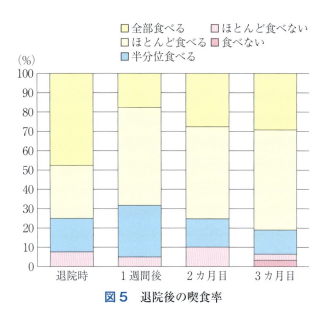

図5　退院後の喫食率

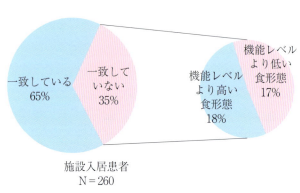

施設入居患者
N=260

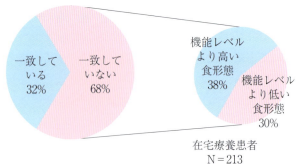

在宅療養患者
N=213

図6　咀嚼機能と摂取食形態の乖離

かを他職種で検討される場である．われわれの調査では，図5のように，退院後に著しい喫食率の低下がみられることから，在宅においても継続的な支援ができるように配慮しなければならない．

2）求められる食形態の提案

　施設や在宅の現場でわれわれが目にする光景は，本人の口腔機能すなわち咀嚼機能と摂取している食形態の大きな乖離である．図6は，筆者の所属する日本歯科大学口腔リハビリテーション多摩クリニッ

表1 学会分類2013（食事）早見表

コード[I-8項]	名称	形態	目的・特色	主食の例	必要な咀嚼能力[I-10項]	他の分類との対応[I-7項]
0j	嚥下訓練食品0j	均質で、付着性・凝集性・かたさに配慮したゼリー離水が少なく、スライス状にすくうことが可能なもの	重度の症例に対する評価・訓練用 少量をすくってそのまま丸呑み可能 残留した場合にも吸引が容易 たんぱく質含有量が少ない		（若干の送り込み能力）	嚥下食ピラミッドL0 嚥下困難者用食品許可基準I
0t	嚥下訓練食品0t	均質で、付着性・凝集性・かたさに配慮したとろみ水（原則的には、中間のとろみあるいは濃いとろみ*のどちらかが適している）	重度の症例に対する評価・訓練用 少量ずつ飲むことを想定 ゼリー丸呑みで誤嚥したり、ゼリーが口中で溶けてしまう場合 たんぱく質含有量が少ない		（若干の送り込み能力）	嚥下食ピラミッドL3の一部（とろみ水）
1j	嚥下調整食1j	均質で、付着性、凝集性、かたさ、離水に配慮したゼリー・プリン・ムース状のもの	口腔外で既に適切な食塊状となっている（少量をすくってそのまま丸呑み可能）送り込む際に多少意識して口蓋に舌を押しつける必要がある 0jに比し表面のざらつきあり	おもゆゼリー、ミキサー粥のゼリー など	（若干の食塊保持と送り込み能力）	嚥下食ピラミッドL1・L2 嚥下困難者用食品許可基準II UDF区分4（ゼリー状） （UDF：ユニバーサルデザインフード）
2-1	嚥下調整食2-1	ピューレ・ペースト・ミキサー食など、均質でなめらかで、べたつかず、まとまりやすいものスプーンですくって食べることが可能なもの	口腔内の簡単な操作で食塊状となるもの（咽頭では残留、誤嚥をしにくいように配慮したもの）	粒がなく、付着性の低いペースト状のおもゆや粥	（下顎と舌の運動による食塊形成能力および食塊保持能力）	嚥下食ピラミッドL3 嚥下困難者用食品許可基準II UDF区分4
2-2	嚥下調整食2-2	ピューレ・ペースト・ミキサー食などでべたつかず、まとまりやすいもので不均質なものも含む スプーンですくって食べることが可能なもの		やや不均質（粒がある）でもやわらかく、離水もなく付着性も低い粥類	（下顎と舌の運動による食塊形成能力および食塊保持能力）	嚥下食ピラミッドL3 UDF区分4
3	嚥下調整食3	形はあるが、押しつぶしが容易、食塊形成や移送が容易、咽頭でばらけず嚥下しやすいように配慮されたもの多量の離水がない	舌と口蓋間で押しつぶしが可能なもの 押しつぶしや送り込みの口腔操作を要し（あるいはそれらの機能を賦活し）、かつ誤嚥のリスク軽減に配慮がなされているもの	離水に配慮した粥 など	舌と口蓋間の押しつぶし能力以上	嚥下食ピラミッドL4 高齢者ソフト食 UDF区分3
4	嚥下調整食4	かたさ・ばらけやすさ・貼りつきやすさなどのないもの 箸やスプーンで切れるやわらかさ	誤嚥と窒息のリスクを配慮して素材と調理方法を選んだもの 歯がなくても対応可能だが、上下の歯槽堤間で押しつぶすあるいはすりつぶすことが必要で舌と口蓋間で押しつぶすことは困難	軟飯・全粥 など	上下の歯槽堤間の押しつぶし能力以上	嚥下食ピラミッドL4 高齢者ソフト食 UDF区分1・2

学会分類2013は、概説・総論、学会分類2013（食事）、学会分類2013（とろみ）から成り、それぞれの分類には早見表を作成した。
本表は学会分類2013（食事）の早見表である。本表を使用するにあたっては必ず「嚥下調整食学会分類2013」の本文を熟読されたい。
なお、本表中の [ ] 表示は、本文中の該当箇所を指す。
* 上記0tの「中間のとろみ・濃いとろみ」については、学会分類2013（とろみ）を参照されたい。
本表に該当する食事において、汁物を含む水分にはとろみを付ける原則が示されている。[I-9項]
ただし、個別に水分の嚥下評価を行ってとろみを付けなくても誤嚥しないと判断された場合には、その原則は解除できる。
他の分類との対応については、学会分類2013との整合性や相互の対応が完全に一致するわけではない。[I-7項]

（日本摂食嚥下リハビリテーション学会 嚥下調整食分類2013. (accessed 2018.4.12)）

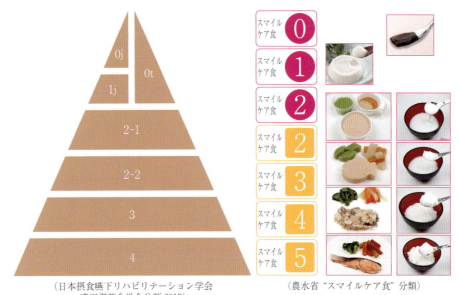

図7 嚥下調整食学会分類2013と農林水産省規格（JAS規格）"スマイルケア食"

クで，施設入居中の高齢者260名と在宅療養中の高齢者213名に行った訪問診療の際に明らかになった本人の咀嚼機能と摂取している食形態の乖離の状況である．このうち，本人の咀嚼機能に合致しない食形態を摂取していた者はそれぞれ，35％，68％に及んだ．各種の食形態を備えて食事の提供を行っている介護施設においても機能に合致した食事の提供が行われていないという実態である．

　咀嚼機能に合致しない食事の摂取は，2つのリスクを生じる．咀嚼機能を超えた食形態の摂取は，誤嚥や窒息のリスクであり，機能を残した食形態の摂取は低栄養のリスクである．咀嚼機能に合致した食形態の選択は重要となる．

　人が固形食品を摂取するためには，食品を咀嚼により粉砕処理し，食塊形成する必要がある．すなわち，歯や歯ぐきなどで"すりつぶす"また，舌と口蓋で"押しつぶす"ことで粉砕し，さらには，咀嚼によりばらばらに粉砕された食品やペースト状の食べ物を一塊にまとめあげる（食塊形成）といった一連の機能が重要である．日本摂食嚥下リハビリテーション学会では，「嚥下調整食学会分類2013」を公表し，摂食嚥下機能の低下した者に対する食形態の分類を提案している．ここでは，それぞれの食形態に必要な咀嚼能力や嚥下能力を示している．食物に対する咀嚼能力は求めず，嚥下能力のみが残存している人には，コード0や1を，捕食した後，送り込む力がある人にはコード2-1を，食塊形成に関する能力がある人には，コード2-2を，押しつぶす力，すりつぶす力がある人にはそれぞれ，コード3，4といった食形態を推奨している．より具体的な物性や必要とされる咀嚼能力については，「日本摂食嚥下リハビリテーション学会」から発表されている「嚥下調整食学会分類2013（以下，学会分類2013）」を参考とする（表1）．（http://www.jsdr.or.jp/）

　さらに，農水省は，これまで介護食といわれていた市販のやわらか食などを"スマイルケア食"とし，この学会基準に合わせる形でやはり分類している．介護と医療，病院と地域を結ぶ重要な指標となる（図7）．さらに，これらの食品が提供可能な地域の介護施設や購入可能なドラッグストア，スーパーやコンビニなどの情報が地域で共有されていない実態もあることから，検索が可能なWEBサイトが公開されている（http://www.shokushien.net/）．また，本サイトでは，自宅で調理が可能な嚥下調整食のレシピも公開されている．地域における連携ツールとして活用されることが期待されている．

菊谷　武（日本歯科大学口腔リハビリテーション多摩クリニック）

第3章 医科歯科連携

摂食嚥下障害と栄養

1 摂食嚥下障害と栄養

1）摂食嚥下障害患者にみられる低栄養の問題

　高齢者にみられる低栄養は，とくに在宅療養中の高齢者や入院中の高齢者において頻繁にみられることが知られている．高齢者の低栄養原因には，生理的問題に加えて，貧困や独居といった社会的要因，認知症やうつといった精神心理的要因，高齢者にみられる多病や多剤服用，臓器不全に加え，咀嚼障害や嚥下障害といった疾患要因が関与する[1]．このうち，咀嚼障害や嚥下障害は低栄養のいわば直接的原因として，強く関与することになる．

　摂食嚥下機能の低下は，脱水や低栄養の原因となり[2]，誤嚥性肺炎や死のリスクを増加させることが知られている[3]．ある報告では，嚥下造影検査において嚥下障害と診断された70歳以上の高齢者において，栄養状態に問題を有する者は61.5％であったとされている[1]．さらに，嚥下障害患者の予後を調べた研究では，ベースラインにおいてスクリーニングテストにより嚥下障害と判定された者は1年後に身体機能の低下や低栄養が有意に多く認められたと報告されている[4]．さらに，ヨーロッパ嚥下障害学会から出されたステイトメントにおいては，嚥下障害のある低栄養患者に適切な栄養支援を行うために，嚥下機能の評価と栄養状態の評価を定期的に行うべきであるとしている[5]．

2）咀嚼障害患者にみられる低栄養の問題

　歯の喪失と栄養摂取との関連に関する報告はこれまでも多くされている．65歳以上の健常高齢者753名を対象に4日間の食事調査結果と口腔内状態との関係を検討した報告では，無歯顎者において血清中のアスコルビン酸とレチノールの摂取量が有意に少ないことを示している[5]．また，完全有歯顎者と無歯顎者で全部床義歯装着者の栄養状態を比較した検討によると，ニンジンやサラダの摂取量が2.1倍と1.5倍それぞれ有意に少なかったことが報告されている[6]．著者らも，臼歯部の咬合が残存歯で維持されている者と義歯で維持されている者を比較して，それぞれ残存歯の喪失が野菜や果物の摂取，ビタミン類の摂取に影響を及ぼしていることを報告している[7]．総じていえば，歯の喪失により特に野菜やナッツ類，肉類の摂取が困難になることから，繊維やビタミン，微量元素などの摂取に影響があると考えられる．

　一方で，タンパク質やエネルギーの摂取に関する問題はやや複雑である．残存歯数の少ない者は，肥満傾向になるとの報告も多くみられる．ある報告では，人種に関わらず無歯顎者では1年間に5％の体重増加がみられた者が有意に多かったとしている[8]．さらに，無歯顎者や少数歯残存者で義歯を使っていない者で有意に肥満の者が多かったことや腹囲が大きかったことも報告されている[9]．一方，無歯顎者で義歯を装着していない者は，20本以上歯が残存している者より過体重・肥満はもちろん低体重も有意に多かったとの報告もある[10]．歯の喪失が進むと，噛みにくい食品群を避け，その代償として噛みやすい穀類や菓子などの摂取の増加につながるためであると予想される．またある研究では，20歯以上残存している者は適切なBMI（20～25）を保っている者が多いことを報告しており[11]，高齢者において歯の存在は，健康を維持するために重要であるといえる（図1）．

3）歯の喪失と栄養障害との関係（要介護高齢者の場合）

　要介護高齢者では，歯の喪失は健常高齢者以上に栄養摂取に影響を与えており[12]，義歯装着・未装着の影響は健常者以上に大きいとされている．著者らは，在宅療養中の高齢者の咬合支持と栄養状態との関連を検討した[13]．対象者（716名，平均年齢83.2歳）の75％が天然歯による咬合支持を失っており，

そのうち1/3が義歯によっても回復されることなく咬合支持の崩壊状態であった（**図2**）．

咬合関係が残存歯で維持されている群，義歯で維持されている群，咬合が維持されていない群に分けて，MNA-SFとの関係を検討したところ，咬合関係が残存歯で維持されている群に比べて，義歯で維持されている群は1.7倍，咬合が維持されていない群では3.2倍有意に低栄養となるリスクが高いことを報告した（**図3**）．別の研究[14]でも，上下無歯顎者で義歯のない者でBMIが有意に低いことが示されている．また，介護施設入所者を対象とした研究では，上下無歯顎者で義歯を装着していない者は上下床義歯装着者や部分床義歯装着者に比べて，MNAで低栄養リスクが高いことが報告されている[15]．

4）摂食嚥下障害患者にみられる低栄養の原因

摂食嚥下障害により，栄養摂取にかかわる摂取食品の量と質が変化する．摂食嚥下障害によって，1回の食事に摂取可能な食事の量が制限される．これは，1回嚥下量の低下や一口あたりに要する嚥下回数の増加が原因し，随伴する注意障害や認知期の低下によっても影響を受ける．また，摂取可能な食事の種類や食事のテクスチャーが制限される．

摂食嚥下障害患者は，流動性の高い食品に対して誤嚥のリスクが生じ，一方で，咀嚼を必要とする食品の摂取が困難となる．また，粘着性の強い食品に対する口腔残留や咽頭残留は窒息のリスクを高める．これらを背景に食形態の調整を余儀なくされることになる．すなわち，小さく刻む，加水してミキサーにかける，半固形食品を混和する，ミキサー後にゼラチンなどで固めるなどである．このような食形態の調整は，嚥下にとって好都合となるが，摂取栄養量の観点からすると，その栄養量を大きく低下させることが知られている．**図4**は，形態を持った普通食に比較して，刻み食やミキサー食におけるエネルギー，タンパク質，脂質，糖質の割合を示している[16]．このように，摂食嚥下障害患者は低栄養のリスクにさらされることになる．

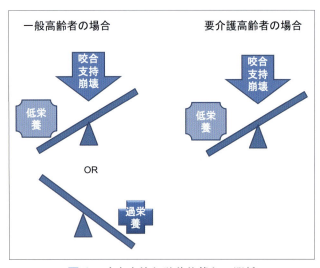

図1 咬合支持と栄養状態との関係

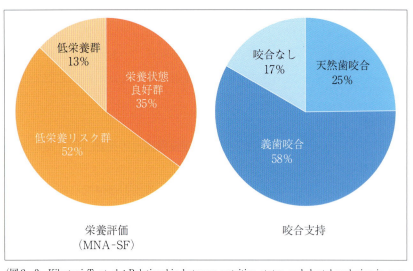

（図2，3．Kikutani T, et al.：Relationship between nutrition status and dental occlusion in community-dwelling frail elderly people, Geriatr Gerontol Int, 13：50~54, 2013 より引用）

図2 在宅療養中高齢者の栄養状態と咬合支持

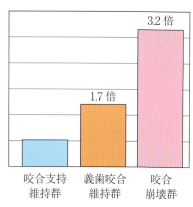

（ロジスティック回帰分析）

図3 在宅療養中716名の要介護高齢者に対する調査

咬合支持維持群に比べて義歯咬合維持群は1.7倍（95%CI：1.01—2.86），さらに，咬合崩壊群は3.2倍（95%CI：1.44—7.08）低栄養リスクが高かった

5) 高齢者における摂食嚥下機能と低栄養の実態

(1) 地域在住高齢者の実態

地域に在住する60歳以上の自立高齢者609名，介護保険受給高齢者886名に対して，われわれが行った調査より，口腔の問題および摂食嚥下機能と低栄養との関係を検討した．それぞれ，住民基本台帳，介護保険情報をもとに無作為に対象者をそれぞれ1,000名，2,000名抽出している．BMI 18.5未満の者を低栄養とした時，低栄養を示した者は，18％に認められ，自立高齢者に少なく，要介護状態が重症の者ほどその割合は大きくなった．EAT-10により，嚥下障害が疑われた者は42％，口の中に不具合を訴えている者は45％であり，その割合は要介護の重症度と関連を示した．

それぞれの問題がある者のうち自立度と低栄養（BMI 18.5未満）の存在との関連を検討したところ，低栄養の存在はより介護が必要なものほど多く認められた．摂食嚥下機能と低栄養の関連は特に要介護高齢者で顕著な問題となるといえる（図5）．

(2) 外来摂食嚥下障害患者の実態

摂食嚥下障害を専門とする著者らのクリニックに外来受診した患者100名（男性60名：平均年齢79.5歳，女性40名：平均年齢80.9歳）について，摂食状況とMNAによる低栄養リスクを検討した．摂食状況を示すFood Intake Level Scale；FILSをもとに検討した．

FILS 6以下は経管栄養等の代替栄養を必要とする者，FILS 7は3食の嚥下調整食を経口摂取している，FILS 8は特別食べにくいものを除いて3食経口摂取している，FILS 9は食物の制限はなく，3食を経口摂取している者を示している．3食とも嚥下調整食を摂取する必要のある者は，9割の者に低栄養または，低栄養のリスクがあるとされ，約4割に低栄養と判定された者が占めた．さらに，摂食嚥下機能の低下に伴い低栄養を示す者の割合が増加していた（図6）．

2 栄養アセスメント

低栄養の早期発見・予防には，栄養アセスメントを行って栄養状態を評価することが必要である．歯

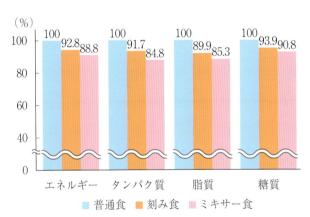

(林 静子：高齢者の栄養ケアにおける疑問と検証 (1) 刻み食ミキサー食の落とし穴，臨床栄養，100：145，2002．より引用)

図4 食形態による栄養量

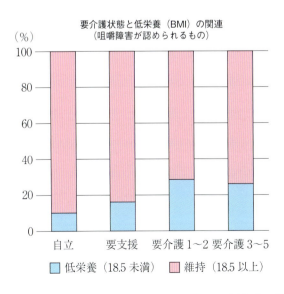
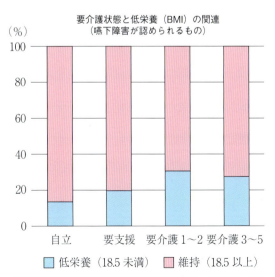

（日本医療研究開発機構長寿科学研究開発事業　日本歯科大学）

図5 摂食嚥下機能と低栄養の関連

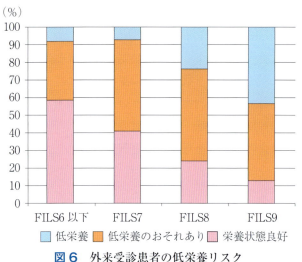

図6 外来受診患者の低栄養リスク

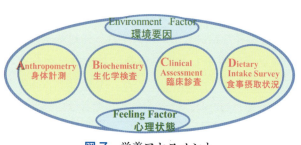

図7 栄養アセスメント

表1 低栄養状態のリスク判断

リスク分類	低リスク	中リスク	高リスク
BMI	18.5〜29.9	18.5未満	
体重減少率	変化なし （減少3%未満）	1カ月に3〜5%未満 3カ月に3〜7.5%未満 6カ月に3〜10%未満	1カ月に5%以上 3カ月に7.5%以上 6カ月に10%以上

(Serra-Prat Ml, et al.：Oropharyngeal dysphagia as a risk factor for malnutrition and lower respiratory tract infection in independently loving older persons：a population-based prospective study, Age Ageing, 41 (3)：376〜381, 2012 より引用)

科医療においてはできる限り簡便、非侵襲的なうえに正確であることが望ましい。高齢者の栄養状態は、その経済状況や介護力など環境因子に多大な影響を受ける。さらには、老人性のうつによる食思不振や認知症による食行動の変化など、心理的因子によっても大きな影響を受ける。それゆえ、栄養アセスメントには、身体計測、生化学検査、臨床診査、食事摂取状況調査などの方法に加えて、栄養状態に強い影響を与える環境要因や心理状態を評価する必要がある（図7）。

1）客観的栄養評価法

栄養アセスメントの一般的なものには、血清アルブミン値（ALB）、総リンパ球数（TLC）、コレステロール値、BMI（Body Mass Index）、体重減少率が用いられる。栄養評価を行うにあたっては、体重を基本としたBMIや体重減少率が簡便で使用しやすい（表1）。BMIは身長で補正した静的な栄養状態の指標であり、一方体重減少率は、ある一定期間に生じた体重の増減をとらえており、動的な指標である。

診療室においても、まずは体重（kg）を測ることから始まる。頻繁に体重を測定している人ばかりではないために、本人の申告に頼ることなく、体重を実際に診療室で測ることが重要である。診療室に体重計を設置することが推奨される。また、立位が不可能な患者には、車いすごと、または、介助者とともに測定することができる体重計など有用な製品もある（図8）。たとえば、患者が通所介護施設（デイサービス）などを利用している場合には、そこでの測定結果を提供してもらうことも重要である。BMIを求めるには、身長が必要となる。立位を取ることが可能であれば身長の測定が可能な場合もあるが、困難な場合は、聞き取りによっても可能である。加齢により低身長になる影響は予想されるが、大きな問題にはならない。通院補助で来院した家族との身長差を参考にしても良い。BMIは「体重（kg）÷（身長（m）×身長（m））」で求められ、18.5〜25未満を

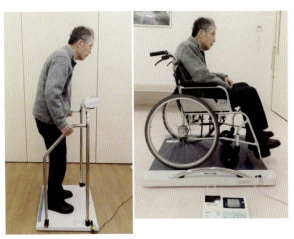

図8 診療室の体重計測．左：立位での計測，右：車いすでの計測

表2 一般的な低栄養の指標

	低栄養の指標
体重減少	1カ月に5%以上，6カ月に10%以上
BMI (体重 kg/身長 m²)	18.5 未満
血清アルブミン値	3.5 g/dL 未満
コレステロール値	160 mg/dL 未満
総リンパ球数	800 未満：高度の低栄養 800～1,200 未満：中等度の低栄養 1,200～2,000：軽度の低栄養

表3 Subjective Global Assessment (SGA)

A．病歴
　1．体重変化
　　　過去6カ月間の体重減少：＿＿＿＿kg，減少率：＿＿＿＿%
　　　過去2週間の体重変化：□増加　　□無変化　　□減少
　2．食物摂取変化（平常時との比較）
　　　□変化なし
　　　□変化あり：(期間)＿＿＿＿(月，週，日)
　　　食事内容：□固形食　　□完全液体食　　□低カロリー液体食　　□飢餓
　3．消化器症状（過去2週間持続している）
　　　□なし　　□悪心　　□嘔吐　　□下痢　　□食欲不振
　4．機能性
　　　□機能障害なし
　　　□機能障害あり：(期間)＿＿＿＿(月，週，日)
　　　タイプ：□制限ある労働　　□歩行可能　　□寝たきり
　5．疾患と栄養必要量
　　　診断名：＿＿＿＿＿＿＿＿＿＿＿＿＿＿＿＿＿＿
　　　代謝性ストレス：□なし　　□軽度　　□中等度　　□高度
B．身体（スコア：0=正常：　1=軽度：　2=中等度：　3=高度）
　　　皮下脂肪の喪失（三頭筋，胸部）：＿＿＿＿
　　　筋肉喪失（四頭筋，三角筋）：＿＿＿＿
　　　くるぶし部浮腫：＿＿＿，仙骨浮腫：＿＿＿，腹水：＿＿＿
C．主観的包括評価
　　　□栄養状態良好
　　　□中等度の栄養不良
　　　□高度の栄養不良

標準とし，25以上は肥満，18.5未満をやせとする．次に体重減少率は，「(通常体重−現体重)÷通常体重×100」で求められ，どのくらいの期間で体重減少が起こったかによってリスクを表現する．その他に，医療機関からの情報提供があれば，血液生化学検査の検査値も参考になる（**表2**）．

2）主観的包括的栄養評価法

近年，栄養評価には客観的栄養評価法の他に，主観的包括的栄養評価法である Subjective Global Assessment (SGA) (Detsky AS, et al：1984)（**表3**）と Mini Nutritional Assessment (MNA) (Guigoz Y. Vellas B：1996) (Kuzuya M：2005)（**表4**）が

表4　簡易栄養状態評価表（Mini Nutritional Assessment-Short Form MNA®）

Nestlé
NutritionInstitite

氏名:

性別:　　　年齢:　　　体重:　　　kg　身長:　　　cm　調査日:

下の□欄に適切な数値を記入し、それらを加算してスクリーニング値を算出する。

スクリーニング

A 過去3ヶ月間で食欲不振、消化器系の問題、そしゃく・嚥下困難などで食事量が減少しましたか？
 0 = 著しい食事量の減少
 1 = 中等度の食事量の減少
 2 = 食事量の減少なし

B 過去3ヶ月間で体重の減少がありましたか？
 0 = 3 kg 以上の減少
 1 = わからない
 2 = 1～3 kg の減少
 3 = 体重減少なし

C 自力で歩けますか？
 0 = 寝たきりまたは車椅子を常時使用
 1 = ベッドや車椅子を離れられるが、歩いて外出はできない
 2 = 自由に歩いて外出できる

D 過去3ヶ月間で精神的ストレスや急性疾患を経験しましたか？
 0 = はい　　　2 = いいえ

E 神経・精神的問題の有無
 0 = 強度認知症またはうつ状態
 1 = 中程度の認知症
 2 = 精神的問題なし

F1 BMI (kg/m^2)：体重(kg)÷[身長(m)]^2
 0 = BMI が19 未満
 1 = BMI が19 以上、21 未満
 2 = BMI が21 以上、23 未満
 3 = BMI が23 以上

BMI が測定できない方は、F1 の代わりに F2 に回答してください。
BMI が測定できる方は、F1 のみに回答し、F2 には記入しないでください。

F2 ふくらはぎの周囲長(cm)：CC
 0 = 31cm未満
 3 = 31cm以上

スクリーニング値
(最大：14ポイント)

12-14 ポイント：　　栄養状態良好
8-11 ポイント：　　低栄養のおそれあり (At risk)
0-7 ポイント：　　低栄養

Ref. Vellas B, Villars H, Abellan G, et al. *Overview of the MNA® - Its History and Challenges.* J Nutr Health Aging 2006;10:456-465.
 Rubenstein LZ, Harker JO, Salva A, Guigoz Y, Vellas B. *Screening for Undernutrition in Geriatric Practice: Developing the Short-Form Mini Nutritional Assessment (MNA-SF).* J. Geront 2001;56A: M366-377.
 Guigoz Y. *The Mini-Nutritional Assessment (MNA®) Review of the Literature - What does it tell us?* J Nutr Health Aging 2006; 10:466-487.
 Kaiser MJ, Bauer JM, Ramsch C, et al. *Validation of the Mini Nutritional Assessment Short-Form (MNA®-SF): A practical tool for identification of nutritional status.* J Nutr Health Aging 2009; 13:782-788.
 ® Société des Produits Nestlé, S.A., Vevey, Switzerland, Trademark Owners
 © Nestlé, 1994, Revision 2009. N67200 12/99 10M
 さらに詳しい情報をお知りになりたい方は、**www.mna-elderly.com** にアクセスしてください。

表5 必要エネルギー量，必要タンパク質量，必要水分量の推定方法

- 必要エネルギー量
  必要エネルギー量（kcal/日）＝基礎代謝量（BEE）×活動係数×ストレス係数

  Harris-Benedict 式
  男性：BEE＝66.5＋13.75×体重（kg）＋5.0×身長（cm）－6.78×年齢（歳）
  女性：BEE＝665.1＋9.56×体重（kg）＋1.85×身長（cm）－4.68×年齢（歳）
  活動係数：寝たきり＝1.2　歩行＝1.3
  ストレス係数：軽度感染症＝1.2　中等度感染症＝1.5

  簡易法
  必要エネルギー量＝体重×25〜30

- 必要タンパク質量
  正常成人（日常生活）体重×0.8 g/日
  内科的疾患（発熱・外傷なし）体重×1.1 g/日
  外科的疾患（合併症なし）体重×1.1〜1.6 g/日
  異化亢進患者　体重×1.6〜4.2 g/日

- 必要水分量
  簡易必要水分計算式（mL）＝35×体重（kg）
  　　　　　　　　　　　　＝1 mL×摂取熱量（kcal）
  　　　　　　　　　　　　＝1,500 mL×体表面積（m²）

臨床現場でよく使用されている．

（1）Subjective Global Assessment（SGA）[18]

SGAは外科の患者評価用に作製されたものだが，高齢者にも利用できる．評価項目はA，B，Cに分かれており，AおよびBの項目を評価したのち，評価者の主観で，栄養状態良好，中等度の栄養不良，高度の栄養不良の3つに判別される．

（2）Mini Nutritional Assessement-Short Form（MNA-SF）[19,20]

MNAは，1990年代にヨーロッパで開発され，様々な国でその妥当性が確認された高齢者の栄養評価ツールである．調査票には，身体計測評価，全般的評価，食事評価，自己評価の18設問，4項目からなっていた．その後，短縮版が報告され，MNA-SFとして，利用されるようになった．

設問は，
A：食事摂取量の問題
B：体重の減少の問題
C：移動能力の問題
D：精神的ストレスや急性疾患の問題
E：認知症，うつの問題
F：BMI

からなる．14点満点で評価し，12〜14ポイントは正常，8〜11ポイントは低栄養のリスクあり，0〜7ポイントは栄養不良と診断する．介護現場での使用も容易で，歯科診療室などでも有効に活用できる．自己評価する部分がなく，すべて客観的なデータを用いるために，意識レベルの低い患者や認知症患者にも適応可能である．

3）栄養必要量の把握（表5）[21,22]

1日に必要なエネルギー量は，身長，体重と活動量や疾患などのストレスを考慮し，必要栄養量を推定する．一般に，基礎代謝量をHarris-Benedict（ハリスベネディクト）式を用い計算し，そこに活動係数，ストレス係数を乗じて算出する．また，簡易法として，体重（kg）あたり25〜30 kcal必要と考える．

タンパク質は，人体の構成成分であり，生命活動維持に必須の栄養素である．タンパク質が不足すると，筋タンパク質の崩壊につながり生命の危機にさらされる．疾病の状態や異化代謝亢進等を加味しながら必要量を検討し，栄養評価により調整する．

栄養の必要量を把握したうえ，経口摂取量を推定する（連続した3日間の平均摂取量の算出）．現在の体重を維持するためにはどの程度のエネルギー量が

必要なのか判断するが，現在の体重が極端に少ない場合には，標準体重（身長（m）×身長（m）×22（日本肥満学会は，BMI＝22を標準体重としている））を参考にする．

また，摂取水分量と排泄量をチェックしながら，脱水等にも注意が必要である．人体の構成成分の60％を水分が占めており，体内水分の10％が喪失すると機能障害が出現し，20％が失われると生命維持が困難となる．高齢者の場合，水分が不足すると容易に脱水を生じる．また摂食嚥下障害患者にとって水は最も飲みにくい食品の一つであり，これらの患者は容易に脱水を生じる．脱水の指標として，口腔乾燥や，手掌や腋下などの湿潤度も重要な所見である．尿量や尿の色なども参考となる．

菊谷　武（日本歯科大学口腔リハビリテーション多摩クリニック）

文　献

1) Serra-Prat M1, Palomera M, Gomez C, et al.：Oropharyngeal dysphagia as a risk factor for malnutrition and lower respiratory tract infection in independently living older persons：a population-based prospective study, Age Ageing. 41 (3)：376〜381, 2012.
2) Langmore SE, Terpenning MS, Schork A, et al.：Predictors of aspiration pneumonia：how important is dysphagia?, Dysphagia, 13 (2)：69〜81, 1998.
3) Carrion S, Arreóla V, Roca M, et al.：Study of the body composition and nutritional status of elderly patients with oropharyngeal dysphagia, Clinical Nutrition, 7：172, 2012.
4) European Society for Swallowing Disorders (ESSD), ESSD Position Statements：Oropharyngeal Dysphagia in Adult Patients, http://www.myessd.org/position_statements.php（accessed 2018.7.30）
5) Sheiham A, Steele JG, Marcenes W, et al.：The relationship among dental status nutrient intake, and nutritional status in older people, J Dent Res, 80：408〜413, 2001.
6) Nowjack-Raymer RE, Sheiham A：Association of edentulism and diet and nutrition in US adults, J Dent Res, 82：123〜126, 2003.
7) Yoshida M, Kikutani T, Yoshikawa M, et al.：Correlation between dental and nutritional status in community-dwelling elderly Japanese, Geriatr Gerontol Int, 11：315〜319, 2011.
8) Lee JS, Weyant RJ, Corby P, et al.：Edentulism and nutritional status in a biracial sample of well-functioning, community-dwelling elderly：the health, aging, and body composition study, Am J Clin Nutr, 79：295〜302, 2004.
9) Hilgert JB, Hugo FN, de Sousa Mda L, et al.：Oral status and its association with obesity in Southern Brazilian older people, Gerodontology, 26：46〜52, 2009.
10) do Nascimento TL, da Silva DD, Liberalesso NA, et al.：Association between underweight and overweight/obesity with oral health among independently living Brazilian elderly, Nutrition, 29：152〜157, 2013.
11) Marcenes W, Steele JG, Sheiham A, et al.：The relationship between dental status, food selection, nutrient intake, nutritional status, and body mass index in older people, Cad Saude Publica, 19：809〜816, 2003
12) Dion N, Cotart JL, Rabilloud M：Correction of nutrition test errors for more accurate quantification of the link between dental health and malnutrition, Nutrition, 23：301〜307, 2007.
13) Kikutani T, Yoshida M, Enoki H, et al.：Relationship between nutrition status and dental occlusion in community-dwelling frail elderly people, Geriatr Gerontol Int, 13：50〜54, 2013.
14) Soini H, Routasalo P, Lauri S, et al.：Oral and nutritional status in frail elderly, Spec Care Dentist, 23：209〜215, 2003.
15) Soini H, Muurinen S, Routasalo P, et al.：Oral and nutritional status--Is the MNA a useful tool for dental clinics, J Nutr Health Aging, 10：495〜499, 2006.
16) 林　静子：高齢者の栄養ケアにおける疑問と検証（1）刻み食ミキサー食の落とし穴，臨床栄養，100：145, 2002.
17) 杉山みち子：高齢者のPEM改善のための栄養管理サービス，臨床栄養，94：406〜411, 1999.
18) Detsky AS, et al.：Evaluating the accuracy of nutritional assessment techniques applied to hospitalized patients：methodology and comparisons, JPEN J Parenter Enteral Nutr, 8：153〜159, 1984.
19) Guigoz Y, Vellas B, Garry PJ：Assessing the nutritional status of the elderly：The Mini Nutritional Assessment as part of the geriatric evaluation, Nutr Rev, 54 (1 Pt 2)：S59〜65, 1996.
20) Kuzuya M, Kanda S, Koike T, et al.：Evaluation of Mini-Nutritional Assessment for Japanese frail elderly, Nutrition, 21：498〜503, 2005.
21) 日本病態栄養学会編：認定NSTガイドブック，メディカルビュー，東京，2004.
22) 菊谷　武，吉田光由，菅　武雄，ほか：栄養ケア・マネジメントにおける歯科の役割，日歯医学会誌，26：36, 2007.

索 引

あ

アディポサイトカイン　95
アルブミン　47, 49

イソマルトース　72

う蝕　2, 3, 9, 11
運動指導　103

栄養カリキュラム　21
栄養機能食品　56
栄養サポートチーム　47
栄養士会　11
栄養指導　21
栄養所要量　9
栄養摂取状況調査票　30
栄養必要量　133
栄養評価法　130
嚥下　7
嚥下機能低下　40
嚥下調整食　46
エンドトキシン血症　72

オーラル・フレイル　36, 103
オーラルフレイル　79
オーラルマネジメント　51

か

介護予防　109
過栄養　11
顎運動関連検査　37
学童期　87
加湿　52
果実　6
過剰栄養　34
硬さ（Hardness）　44
過敏性腸症候群（IBS）　65
噛ミング30　42
噛ミング30（カミングサンマル）　2
カルボーネン法　107
間接的検査法　37
カンファレンス　123
管理栄養士　11

義歯　8
基礎エネルギー消費量　50
基礎代謝基準値　96
機能性表示食品　57
きのこ　6
基本的味覚能力　92
客観的検査法　36, 37
旧石器時代　72
共食　46, 93
共進化　71
共通リスクファクターアプローチ　9
虚弱高齢者　8

果物　5
グラム陰性菌　71
グルコース　72
グルコセンサー　102

経口摂取　51
経腸栄養剤　50
健康寿命　16
健康増進法　55
健康づくりのための身体活動基準2013　105
健康な食事　14
健康日本21　4, 5
健康日本21（第2次）　29, 94

コア・マイクロバイオーム　71
口腔乾燥　39
口腔機能障害　36
口腔機能低下症　36, 40
口腔不潔　38
高血圧　94
咬合力　115
咬合力低下　39
抗酸化栄養素　115
抗酸化作用　14
抗酸化ビタミン　115
抗酸化ビタミン類　118
交絡因子　6
誤嚥　54

国民健康・栄養調査　4, 7, 30
穀類　7
穀類エネルギー　7
孤食　46
個票データ　7
コモンリスクファクター　19
コラーゲン　73

さ

最大酸素摂取量　107
最大酸素摂取量（ml/kg/分）　104
在宅診療　124
砂糖　8, 9, 11
砂糖摂取量　22
砂糖摂取頻度　22
サルコペニア　33, 109
サルコペニア・フレイル　118
酸化ストレス　14

自覚的運動強度　107
歯科診療所　10
脂質　27
脂質異常症　94
歯周病　2, 3, 65
思春期　87
湿潤度　52
主観的検査法　37
主菜　31
種実　6
授乳期・離乳期　84
常在細菌叢　70
蒸発予防　52
上腕三頭筋皮下脂肪厚　48
上腕周囲長　49
食育　10, 11, 31, 46
食育基本法　31, 84
食形態　42, 124
食行動　2
食事・栄養指導　97
食事指導　98
食事摂取基準　28
食事摂取基準（DRI）　9
食事バランスガイド　31

食生活指針　31
食品群　29
食品交換表　99
食品成分表　28
食品選択　2
食品表示法　55
食物摂取状況　30
食物線維　100
食物繊維　6
人口の高齢化　4
身体活動　104
身体状況調査票　30
シンバイオティクス　67

推奨量　33
推定平均必要量　33
スマイルケア食　126

生活習慣病　94
清浄度　52
舌圧測定　38
舌口蓋接触補助床　54
舌口唇運動機能低下　39
摂食可能食品アンケート　102
摂食障害　33
ゼラチン　73

総エネルギー投与量　50
総摂取エネルギー量　5
咀嚼　36
咀嚼機能　78
咀嚼機能低下　40
咀嚼能力検査法　36
咀嚼良好者　4, 7

た
体組成　79
耐糖能異常　94
耐容上限量　33
代理マーカー　72
唾液アミラーゼ　72
食べ方　42
短鎖脂肪酸　64
胆汁酸　65
炭水化物　6, 27
タンパク質　27, 110, 113, 118

タンパク質エネルギー低栄養　79

腸内微生物叢　63
腸内フローラ　64
調理　2
調理法　44
直接的検査法　36

低栄養　5, 7, 11, 33, 109, 118, 127
低舌圧　40
テイラーメイド　21
適正エネルギー　96

糖質偏重食　78
糖尿病食事療法のための食品交換表
　（通称：食品交換表）　99
動脈硬化性疾患　110
糖類　13
特定健診・特定保健指導　10, 11
特定保健用食品　56
特別用途食品　56
ドライフルーツ　23

な
内臓脂肪型肥満　94
内臓脂肪削減プログラム　97
軟口蓋挙上装置　54

乳類　7

認知症　109, 118

は
歯の栄養素　34
歯の喪失　3, 5, 7
速食い　10
半自動運動　10

非感染性疾患　15, 18
ビタミン　5, 6, 28
ビタミンB群　118
ビタミンC　9
ビタミンD　115, 118
一口量　43
肥満　5, 9, 10, 65
肥満度（BMI）　10

副菜　31
フッ化物利用　8, 9
プライマリヘルスケア　19
フリーシュガー　20
フレイル　33, 109
プロバイオティクス　66

保健機能食品制度　55
保健指導　10
保湿　52
補綴治療　5
ホモシステイン　115
ボルグ指数：Rating of perceived
　exertion, RPE　107

ま
マイクロバイオーム　71
丸かじり　42
マルトース　72
慢性炎症性腸疾患（IBD）　65

ミールラウンド　123
ミネラル　6, 27

メタゲノム解析　71
メタボ　11
メタボリックシンドローム
　94, 109
メッツ（Metabolic Equivalent：
　MET）　104
目安量　33
目標量　33

や
野菜　5
やせ　5

有害菌　71
有機酸　64
有酸素運動　104
有床義歯咀嚼機能検査　37
有用菌　71
遊離糖　8

葉酸　115
幼児期　86

予後栄養指数 48

ら
ライフコースアプローチ 19

レジスタンス運動 104, 110

ロイシン 110

A
αアミラーゼ 72

B
Bacteroides 属 73
BEE 50
BMI 110
BMI（Body mass index） 42
BMI（Body Mass Index） 96

C
COACH 52
CpG－DNA 71
CREATE 51

D
dysbiosis 67

H
Harris－Benedict の式 50

L
LPS 71

M
MNA－SF 133

N
n－3 系脂肪酸 115
n－3 系不飽和脂肪酸 118
NCDs 18, 19, 94
Non－communicable Disease；NCDs 18
Non－Communicable Diseases 94
NST 47

O
ODA 48

P
PAP 54
PLP 54
PNI 48
Porphyromonas gingivalis 73
Porphyromonas 属 73
Prevotella 属 73

R
RTP 49

S
SGA 48, 133

T
Tannerella 属 73
TEE 50

V
VE 52
VF 52

W
WHO Fruit and Vegetable Promotion Initiative 23
WHO STEPS 19
WHO STEPwise approach to Surveillance 19
WHO 果実と野菜の促進イニチアチブ 23
WHO 国際口腔保健 18
WHO 砂糖摂取ガイドライン 20

数字
8020（ハチマル ニイマル） 4

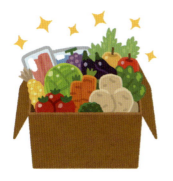

執筆者一覧

監修

花田　信弘	（鶴見大学歯学部探索歯学講座）
萩原　芳幸	（日本大学歯学部歯科補綴学第Ⅲ講座，日本大学歯学部附属歯科病院歯科インプラント科）
北川　昇	（昭和大学歯学部高齢者歯科学講座）

執筆者（五十音順）

安藤　雄一	（国立保健医療科学院）
池邉　一典	（大阪大学大学院歯学研究科顎口腔機能再建学講座　有床義歯補綴学・高齢者歯科学分野）
井上美津子	（昭和大学歯学部小児成育歯科学講座）
岩﨑　正則	（九州歯科大学地域健康開発歯学分野）
小川　祐司	（新潟大学大学院医歯学総合研究科予防歯科学分野 WHO 口腔保健協力センター）
川戸　貴行	（日本大学歯学部衛生学講座）
菊谷　武	（日本歯科大学口腔リハビリテーション多摩クリニック）
岸本　裕充	（兵庫医科大学歯科口腔外科学講座）
定兼　亜弓	（兵庫医科大学歯科口腔外科学講座）
佐藤　裕二	（昭和大学歯学部高齢者歯科学講座）
塩澤　光一	（鶴見大学歯学部生理学講座）
竹内　千恵	（鶴見大学歯学部臨床教授・（医）鶴千会チエデンタルクリニック）
武内　博朗	（鶴見大学歯学部臨床教授・武内歯科医院）
田中　秀樹	（日本大学歯学部衛生学講座）
寺田　美香	（武内歯科医院・管理栄養士）
永田　英樹	（関西女子短期大学歯科衛生学科）
野本　康二	（東京農業大学生命科学部分子微生物学科動物共生微生物学研究室）
萩原　芳幸	（日本大学歯学部歯科補綴学第Ⅲ講座，日本大学歯学部附属歯科病院歯科インプラント科）
花田　信弘	（鶴見大学歯学部探索歯学講座）
弘中　祥司	（昭和大学歯学部スペシャルニーズ口腔医学講座口腔衛生学部門）
堀井　宣秀	（兵庫医科大学歯科口腔外科学講座）
美島　健二	（昭和大学歯学部口腔病態診断科学講座口腔病理学部門）
葭原　明弘	（新潟大学大学院医歯学総合研究科口腔保健学分野）

臨床歯科栄養学—歯科に求められる栄養の基礎知識—

2018年10月10日　第1版・第1刷発行
2020年 6月10日　第1版・第2刷発行

監修　花田信弘，萩原芳幸，北川　昇
発行　一般財団法人　口腔保健協会
〒170-0003　東京都豊島区駒込1-43-9
振替　00130-6-9297　Tel. 03-3947-8301㈹
Fax. 03-3947-8073
http://www.kokuhoken.or.jp/

印刷・製本／三報社印刷

乱丁・落丁の際はお取り換えいたします．
ⒸNobuhiro Hanada, et al. 2018. Printed in Japan〔検印廃止〕
ISBN978-4-89605-349-4　C3047

本書の内容を無断で複写・複製・転載すると，著作権・出版権の侵害となることがあります．
JCOPY〈（一社）出版者著作権管理機構 委託出版物〉
本書の無断複写は著作権法上での例外を除き禁じられています．複写される場合は，そのつど事前に，（一社）出版者著作権管理機構（電話03-5244-5088, FAX 03-5244-5089, e-mail：info@jcopy.or.jp）の許諾を得てください．